歯科医院経営
実践マニュアル

開業医として成功するには“成功する常識”がある

～当たり前のことを当たり前にやり続ける人が成功する～

南青山デンタルクリニック院長
「売り上げ向上委員会」㈲オクデン代表
青山 健一 著

クインテッセンス出版株式会社 2008

Tokyo, Berlin,Chicago, London, Paris, Barcelona, Istanbul, Milano, São Paulo, Moscow, Prague, Warsaw, New Delhi, Beijing and Bukarest

●まえがき

この本を手にされた先生方の多くは、この本から一つでも多くの情報やノウハウを覚えようと考えられていることと思います。この時点で、すでに多くの時間をムダにする過ちを犯そうとしています。

といいますのも、本やセミナーから得られる情報を覚えようとする先生がほとんどですが、情報とは覚えるものではなく、探すものなのです。そのためには「目的意識」が重要になってきます。今、何に悩んでいるのか、今の自分の最大の興味・関心は何なのか、この本から何を得ようとしているのか……。

頭で覚えた知識は、必ず忘れてしまい使いものになりません。しかし、心で覚えた知識は、忘れないで一生の財産になります。頭で覚えることはイメージできませんが、心で感じた内容はイメージできるのです。イメージできるから記憶にも残り、達成できると信じることができ、努力を続けることができるのです。

目的意識を強くもつことで、感情が動き記憶が強く刺激されます。頭で覚えた学校の勉強はすぐ忘れますが、学生時代に聴いた心で感じた歌は、時代やその背景までも鮮明に記憶されています。

今は速読がブームですが、速読の基本はこの目的意識です。目的意識があればパラパラ読んでいても、自分のほしい情報が目にとまりますし、逆に目的意識がなければ、1ページめからきちんと読んでも、残念ながら頭には何も残りません。

私が成功する秘訣として大切にしていることは「当たり前のことを誰にも真似できないぐらいキチンと続ける」「他人がたまにやることをしょっちゅうする」「他人がたまに気にかけることをいつも気にかける」という姿勢です。ごく当たり前のこと、目の前の一つの事柄をキチンとこなしていくことが、成功への近道となります。

誰もがやっていない難しいことを探してトライするよりも、誰もが知っていることを、他の人以上に深く掘り下げて続けていくこと。つまり、当たり前のことを、非凡に続けられた結果、周りの人が真似できない差別化へと変化していくのです。

一時的に頭一つリードするには、ノウハウ・戦略・能力が役立つことがあるかもしれませんが、長くいい結果を出し続けるためには、その人の日々の考え方・人間力が大きなウエイトを占めてくることに、私もやっと気づいてきました。

たとえば、より早く前にすすむためには、自分を信じて自己肯定しながら前進することです。しかし、正しい道をムダなくすすんでいくためには、自己反省しながら謙虚に生きる必要があります。このバランス一つで、その人の進歩の速度が変わってきます。

同様に、結果とプロセスに対する考え方も、バランスが大事になってきます。結果に締め切りをつけて、背水の陣で頑張る必要がある場合もありますが、望む結果を急いで求めるあまりに、地に足のついた努力ができなければ、いい結果を生むことはありません。私たちにとっては「ゆっくり急ぐ」という表現が的を射ているといえます。

先生方の多くは、日々仕事をしていて、多種多様な問題点に頭を悩ませていることと思います。その問題点というのは、実は複数の小さな問題点の集合体であることに気づいていない方がほとんどで、一挙に問題を解決しようと体当たりして玉砕されています。無意識下の複数の問題点の塊が、目に見える大きな問題点として目の前に現われているのであれば、からまった一つひとつの糸を解きほぐしていくしかないのですから、そこには目の前の小さな問題点に取り組む忍耐強さ、そして考え方や人間力が重要になってきます。

私がセミナーや経営相談をしていて感じたことは、結果が出ていない先生には、次のような三つのパターンがあることです。

一つめはノウハウ、やるべきことがわからない人。二つめはやるべきことはわかっているのに、何らかの事情でやる時間がない人。三つめはやるべきことはわかっているのに、行動しなかったり、行動してもそれが続かない人。

この中で、一つめのやるべきことがわからない人は案外少なく、二つめ、三つめの理由の人が大半を占めていることに気がついたのです。行動するには、行動するイメージやモチベーションが必要ですし、続けるためには続けるための考え方が必要になってきます。

経営者として、いろいろな経験を積んできて、見えなかったことが見えてくると、成功するためにはノウハウ以上に、成功する考え方ができる――このことが何よりも重要であることがわかってきたのです。

そのため、本書ではノウハウ的なことよりも、成功するための考え方を重視して書いたつもりです。

いろいろな問題・悩みを抱えて、苦闘している先生は「不器用な人は、器用な人よりも多く考え、工夫するから長く成功でき、なかなか思うような結果が出ない時期にも、考え続けることで深い本質が見えるようになってくること」を信じて、忍耐強くかつ果敢に立ち向かい、ぜひ成功を勝ち取るよう頑張ってください。

2008年8月10日

南青山デンタルクリニック院長
青山　健一

第1章　医院経営を成功させる心構え／17

第2章　積極的に患者さんの心をつかむ／43

第3章　ホームページによる集客法と広告の留意点／59

第5章 院長は常に頭と体を鍛えておく／99

第6章　チャレンジ精神こそ、最大の武器！／117

第7章　医院がうまくいかないときの心のコントロール法／143

第1章

医院経営を成功させる心構え

1 経営とは〝戦い〟である

経営というのは戦いと同じで、開業した時点で多くの敵と対等に戦っていかなければ、自分が滅ぼされてしまいます。自分の力がつくまで待ってくれといっても、相手は待ってくれません。自分には武器がないと思えば、武器を持てるようになるための努力をしながら、素手でも戦える方法を考えておかなければ、簡単に負けてしまいます。

自分には「棒きれ」しかないのに、鉄砲を持った相手が攻めてきたとしても、それなりに戦える方法を考えておく必要があります。自分は「棒きれ」しかないのだから、負けて当然と考える人は、鉄砲を持てるようになるのは難しいでしょう。

「棒きれ」を最大限に活かせられる方法を考えながら、少しずつ小さな戦いに勝利をあげていくうちに、いつの間にか鉄砲を持てる立場に上昇しているものなのです。

今の状況で、できうる限りの知恵を振り絞って戦っているうちに、戦略・戦術を覚えていき、実際に鉄砲を持てる立場になれたときに、その戦略や戦術を活かして、戦いに勝ち続けることができるようになります。今持っているものを最大限に活かしながら、次の武器を手に入れていくというのは、まさしく経営そのものです。

2 開業の歴史はシステム変更の歴史である

開業してからの十数年を振り返ってみると、それは「診療の歴史」というよりは、システムの変更の歴史であったように思います。つまり、診療に集中したいがために、いろいろなシステムを良いと思う方向に変革していって、今があるといえます。

開業した当初は、お金・患者・いいスタッフ・治療技術など、ないものだらけです。その何もない状態から一つずつ形をつくっていき、診療体制をつくるのです。とくに開業直後の何年間かは、本当に試行錯誤で、つくっては直し、つくっては直しの連続でした。

これはいいと思っていたやり方が、クリニックの成長に伴い、いろいろな問題点が生じてきます。その時にはベストと思えたものが、クリニックの成長とともに、とても使えないシステムに成り下がってしまいます。

ですから、クリニックの状況、新しい環境に合わせて、常にマイナーチェンジをしていかなくてはなりません。そういう変化を嫌って、クリニックの進歩・成長を怠れば、クリニックは後退していく運命におかれます。結局は、成長しながらシステムの変更をしていくことを受け入れていくしかありません。

3 勝てば官軍――結果が出なければ相手にされない

最近は、私の提供する情報が貴重なことのように評価され、私自身の知識が〝打ち出の小槌〟のような錯覚に陥ることがあります。周囲の先生方も、私の話を聞き、相談することで、問題が解決できそうな気になっていただけるのは、とてもありがたく思います。

私の今までの歴史、私の行った治療症例、私の考える集客方法など、周りが何でも貴重なものとしてありがたがってくれるのです。本当に不思議なもので、何の結果も出していない頃には、私が何を話しても、負け犬の遠吠えのような反応しかしなかったのに、結果を出した後では、まったく逆の反応が返ってきます。

他人は、話の内容で人間を評価するのではなく、人間を見てその話が価値のあるものかどうかを判断するのです。結果を出していない人が、いくらいい考え方や方法を話したところで、誰も聞く耳を持たないのに、結果を出した人間が、当たり前のことをいっても、「オー!!」「さすが!!」ということになります。とにかく、一つずつ結果を出していくことが大切です。結果さえ出せば、放っておいても周りがあなたを求めてきます。焦らずコツコツ実績を残して、人から評価される日を待つことです。

4 タダより高いものはない——無料の功罪

インターネットの普及によって、私たちは多くのメリットを享受してきました。その一方で、多くの弊害もあります。その一つが、情報が多すぎて有益な情報と無益な情報をより分ける力のない人には、時間がいくらあっても足りない状況が生じていることです。

さらに、いろいろな情報が簡単に得られる反面、情報に対する価値が目減りして、タダの情報だけを探し求める人間が増えてきていることも問題です。

俗に「タダより高いものはない」といいますが、タダで得しようという考え方が頭を占めてしまい、時間を浪費するマイナス面や、タダの情報では価値に対するありがたみもなくなってきます。また、目先のお得感で全体的な見方ができなくなってしまうのです。

私にとっては、タダであることよりも、より有益な情報であること、時間的浪費を防ぐことが大切ですから、有料での情報収集のほうが断然、時間対効果がいいので、情報収集においては、なるべくお金をけちらないようにしています。

「タダより高いものはない」「価値あるものには投資する」ということが、経営者としてのイロハのイであることを、再認識していただきたいのです。

5 とにかくスタートを切ること

ゼロから一にする方法、一から十にする方法、十から百、千にする方法では、その手法が違って当然です。新患患者を獲得するのか、リピーターになってもらうのか、信用をつくっていくのか、信用を利用して患者さんを増やすのかで、手法が違ってきます。

とくに難しいのが、ゼロから一にする方法（新規開業）です。資金なし・信用なし・人なしの、ないないづくしからのスタートになりがちです。何もないところから、新たに何かをつくっていく場合は、どこから手をつけていいのか、途方に暮れてしまうことでしょう。しかし、それでもスタートさせなければ、何も始まりません。

どんなに熟慮してスタートしたと思っても、抜けていたなと感じることは必ず出てきます。しかし、その抜けていたと思えることは、スタートを切らなければ、永遠に気づくこともないのです。100点満点の船出を求めていたら、いつまで経っても船出はできません。70点、80点ならスタートを切るべきです。いや50点でもスタートを切りながら、まずは70点、80点を目指すことです。20点、30点ではスタート後がかなりきつくなってしまいますが、50点以上あるのであれば、後はスタート後にどうにでも挽回できます。

6 大手・法人の経営の手法と攻め方

歯科医院であれ何であれ、大手には大手の経営の手法があるし、中小には中小ならではの経営の手法があります。大手は資本力があるのですから、個人経営ではできないことを推し進めていくべきですし、中小では家庭的な良さを前面に押し出していくべきです。

大手のクリニックは多くのスタッフを抱え、急患が来ても待たせないで、手の空いている人が対応できますし、診療が手間取った場合は、次の患者さんをその日だけ別の先生が診療することもできます。年中無休にしたり、夜遅くまで診療することもできます。患者さんのいろいろなニーズを、とことん追求できるのは、大手ならではの強みです。

人間がたくさんいると、自然と活気も出てきますし、安心感が出てくるものです。長い行列ができていると、何かよくわからなくても、その列に並びたくなるのが人情です。

「これだけ多くの人が診療にきているのだから、きっと腕がいいに違いない」と、患者さんは、自分のしてもらった治療の基準で物事を判断するのではなく、周りの人間の反応でいいとか悪いとか決めがちです。ですから、法人の場合には、小さいクリニックではできない、流行っているイメージを全面的に売りにしていくべきでしょう。

7 個人営業の場合の経営の手法と攻め方

歯科医のほとんどは、個人営業でこぢんまりやっています。個人で大きいところに勝つには、自分のキャラクターを前面に押し出して、攻めるしかありません。

開業当初は、気持ちも乗っていて、借金も多いものですから、自然に、患者さんへの対応にも熱が入っています。しかし、患者さんが少しずつ増え、借金も減ってきた頃には、情熱も徐々に失せ、患者さんへの対応や治療も惰性で行われがち。そうなると、患者さんの不満が生じ、他の医院に変わってしまいます。患者さんの心は常に移り気です。

個人の場合は、常に初心で治療にあたれば、患者さんはけっして他へ逃げることはなく、院長以外の人に治療をさせているクリニックよりも、断然有利です。しかし、初心を忘れ、院長の気持ちがマンネリ化した時点で、物理的なサービスなどでは大きいところにかなわない以上、患者数は減少していくのは当然です。

自分の気持ちを鼓舞して新鮮にしていくためには、常に新しい目標を掲げてまい進するしかありません。本当に歯科医としての仕事が好きで、勉強も続けている職人気質の先生なら、小さくても強い歯科医院を目指し、安定を求めていくのが得策です。

8 労働型歯科医師からの脱却を！

私が子どもの頃、歯科医院は予約制ではなく、早く行った順に治療をしてもらう、いわゆる眼科・耳鼻科などのような形態でした。そして、30分待って3分しか治療してもらえないというのが普通で、どの歯科医院も患者さんが溢れている時代でした。治療方法も、簡単に歯を抜いて補綴治療をする、一番時間のかからない治療が主でした。

その後、歯科医師も増え、予約制になり、1本の歯を大切にするという方針がとられたりしてきました。それでもまだ経営的には切羽詰まったものではなく、歯科医師は治療さえしていれば経営は成り立っていたのです。その間、患者さんに満足してもらえるサービスを提供し、スタッフ教育を充実させ、経営知識を得ようとしたり、何かを変えなければいけないという焦りはあり、実際に変革に着手している院長先生もいましたが、基本的に「院長の仕事は診療をすることである」という概念は不動でした。

ひと言でいうと、肉体労働型デンティストが唯一の歯科医師像でした。とくに保険治療が中心の歯科医院は労働型デンティストで、年齢が高くなるにつれて生産性が低下し、売上げは低下してしまいます。労働型からの脱却こそ急務です。

9 同時に二つ以上のことを満たす工夫をしろ

人は二つ以上のことを同時に満たしてくれると、得をした気分になるものです。

美味しいラーメンを食べに行ったついでに、近くにあるショッピングセンターで買い物をする、歯科医院に行くついでに内科の医院にも行くなど、同じ行動の延長線上で他のことも行うことができれば、確実に時間と労力の節約になりお得感を感じます。

ビジネスでも同じで、安いだけの店はいくらでもありますが、安いだけでは必ずしも流行りません。安くて美味しい店だとか、安くてお洒落な店だとか、二つ以上のことが突出していると、人はその店に魅力を感じ、食べに行ってみようという行動が起こしやすくなるのです。サービスがいいだけの店もよくありますが、お客さんから支持されるためには、サービスだけでなく味がいいとか、サービスもいいが雰囲気もいいとか、二つ以上に突出させる必要があります。

歯科医院も同じです。「○○医院は、先生の治療技術も素晴らしいが、スタッフのマナーや気づかいも抜群だ」というように、二つ以上の突出した魅力をもって、患者さんの潜在的なニーズを満たす必要があります。

10 何度か繰り返さなければ自分のものにはならない

私は、これはと思う人の本は何冊も続けて読んだり、セミナーにも何度も参加するようにしています。人間の脳というものは、繰り返さなければ受け入れてくれないので、原理原則やその人の言いたいことはわかっていても、それを違う表現で何度も聞かなければ、なかなか自分のものにはならないことを知っているからです。人は、何度も何度も繰り返し脳や体に覚えこませなければ、自分のものとして使えるようにはならないのです。

私自身、自分で本を書くようになってから、大切な本質というものはある程度限られているはずなのに、ほとんどの本で、大切なことについては、いろいろな表現をしたり、例え話をしたりして、角度を変えて書いていることに気づきました。

本を一度読んだり、セミナーを一度聞いただけでは、あまり得るものがなくて、何も変わらないと感じるのは、その話が自分のものになっていないからです。子どもは親から何度も何度も同じことを言い聞かされることによって、いつの間にか身についていきます。これは一種の洗脳なのです。考えやアイデアを取り入れたいと思ったら、何度も何度も繰り返し考えることによって、自分で自分を洗脳して初めて自分のものになります。

11 ミクロ的なこと以上に目に見えることを大切に

歯科医師の多くが職人的な思考の持ち主なので、マージンの精度の追究や病理学的なエビデンスといった、ミクロ的なことばかりに頭が働きがちです。歯科医師としては立派なことなのですが、経営者としてはミクロ的なことよりも、目に見えること、現実の問題にも頭を働かせなくてはいけません。

いくらオートクレーブや滅菌に力を入れていても、受付や待合室にホコリがあれば、患者さんの評価はガタ落ちで、滅菌方法にも疑問をもたれます。根管治療で根尖病巣が無菌になっていることは実感しにくいですが、噛んで痛いのはすぐに実感できます。

咬合治療において、咬合の精密な機械やコンピュータを使って説明しても、患者さんには理解できないことがほとんどですが、その反面で、不定愁訴が改善されたり悪化してきたということは、患者さんにはすぐにわかります。

歯科医師としては、当然、ミクロに集中することは続けて、経営者としては目に見える部分を大切にするという二面性を持たなければ、経営はうまくいきません。このギャップさえ勘違いしないで頭に入れておけば、両面において好結果を出すことが可能です。

12 即効性のあるノウハウを追い求める弊害

今の状況が芳しくない先生ほど、誰でも簡単に使えて、即効性のあるノウハウをほしがります。人間誰しも、ラクをしていい結果がほしいのは仕方のないことですが、そうしたノウハウではあくまで一時的な成功を得るものであって、長く成功し続けるためには〝百害あって一利なし〟です。

テストでいえば、ばれないカンニング方法を教えてもらって一時的に高得点をあげたとしても、それを永続的に続けていくことは不可能です。逆に、１回でもカンニングで高得点を経験すれば、そのおいしさが忘れられなくなって、最終的には法律や規約に触れてでも、間違った方向の努力を重ねてしまいます。

私の推奨する経営のノウハウは、小さなことをコツコツ積み重ねていきながら、その積み重ねがクリニックのブランドをつくり、後から追随してくる歯科医院が簡単には真似できないレベルに達していることです。一朝一夕にはたどり着けない方法だからこそ、いったんそのレベルに達すれば、継続的な成功が可能になります。時間をかけて作り出していく職人業のような、簡単には壊れないノウハウを習得してほしいものです。

13 経営センスこそ、ノウハウよりも大切な本質

よく出版者の人は私に、とにかくノウハウを出すことを求めます。できるだけ、その意にそって書いているつもりですが、すべてをノウハウ的に書くことは不可能です。

スタッフ教育においても、マニュアルにできることと、自分で考えて判断してもらうしか説明のしようのないことがあります。スタッフが患者さんのことを考えていれば、自然に対応できることを、一から十までマニュアルにするわけにはいかないのです。

経営においても、人との対応・話し方など、経営のセンスのようなものは、的確に口で伝えることはできない部分があります。私自身にしても、初めから、今の知識があったわけではなく、多くの失敗の上で、経営センスが少しずつ身についてきたにすぎません。

経営センスは、ノウハウを追い求めるのではなく、今回はなぜ成功したのか、あるいはなぜ失敗したのかという本質を、一つひとつ自分の頭で考えることによって、身についてきます。成功にも、偶然得られた成功と、将来何倍にも膨れ上がる成功とがあります。目先の売上げにとらわれることなく、一つひとつの本質を理解していくことによって、将来的に大きく飛躍することができるのです。

14 異業種交流会より子どもの友達の親がねらい目

ロータリークラブなどの異業種交流会で、患者さんを増やそうと考える人が多いのですが、労力のわりに得るものは少ないものです。異業種交流会で患者さんを増やすくらいなら、子どもの友達の親と親しくして、患者さんを増やすほうがより確実でしょう。

そもそも異業種交流会というのは、多くの人が自分の仕事のお客になる人を集めようと考えて出席しているので、出席者の多くは「自分はそうならないぞ」という防衛反応がすでに心の中に備わっています。したがって、相手が勧誘してこようものなら、防御ブザーが頭の中で発動し、拒否反応が働いてしまいます。その上、「患者さんになってあげるから、お宅もうちの商品買ってよ」という見返りを期待されてしまうのです。

一方、子どもを通じて知り合った関係には、利害関係がありませんから、素直にこちらのいうことを受け入れてくれます。お互いに子どもという人質がいますから（笑）、下手なことはできないと双方が思っているので、患者さんになってくれる可能性は高いものです。ただし、知り合いの治療というのは、１００％相手に満足してもらわないといけないので、治療するほうのプレッシャーはかなりのものになることを心しておくべきです。

15 開業当初は基礎づくりに力を入れる

医院を開業して経営を軌道に乗せるためには、二つの大きな柱があります。ひとつはホームページなどで来院してもらう方法。もうひとつは来院された患者さんに、そのクリニックを気に入ってもらうための治療やサービスに徹する方法です。

貯金で例えますと、貯金額を増やしていくためには、収入を上げることと、消費を抑えることの二つが必要になってきます。企業経営でいうところの〝入るを図って出ずるを制す〟ということです。

医院の開業直後には、先生も慣れていないため、この二つとも未熟な場合が多く、診療のほかに、集客やスタッフ教育など、やらなければいけないことだらけの状態なのが普通でしょう。といって、あれもこれもでは、時間もお金もとても足りません。最初の段階では、来院された患者さんが、再び通ってもらえるような医院環境・サービス、診療システムをつくっていくことが大切です。

この医院のシステムづくりやサービスの向上などには、非常に地道な努力が求められます。その割には、患者さんからの反応はあまりよくわからなかったり、売上げの上昇とは直結しないように感じられます。しかし、初めは大きな飛躍に目を向けるのではなく、まずはしっかりとした足固めをしておくことが、将来的に大きく飛躍するときに、必ず役立ちます。

いくら新患患者を集める能力があっても、来院した患者さんが「ざる」をくぐり抜けるように逃げていたのでは、いつまで経っても経営は軌道に乗りません。

とくに開業当初は、いろいろな意味ですべてが未熟な状況ですから、一挙にトップクリニックを目指したのでは息切れしてしまいます。目の前の一つひとつの問題点をていねいに解決していきながら、きちんとした医院の土台づくりをしていくことが、とても大切なことであり、そこでの土台づくりが後から生きてきます。

基礎のできていない開業当初から、目の前の問題点より、大きな夢ばかり追っているようでは、ラーメン店を開いて、まだ海のものとも山のものともわからないうちに、店をもっと大きくしようと考えたり、1軒めがうまくいくかどうかわからないのに、チェーン展開を考えているのと同じぐらい滑稽なことです。

すでに成功している人を見ると、焦る気持ちが生じるのはわかりますが、将来確実に成功するためには〝急がば回れ〟で、この基礎固めこそが集客の決め手になります。

16 武器を増やし、その使い方を熟知する

集客において大切なことは、自分が持っている武器を増やし、その使い方を熟知することです。武器とは、自分が患者さんにアピールできるものです。

アピールできるものが多ければ多いほど、集客が容易になってきます。そして、その武器の中に、バズーカ砲級の強力なものがあれば、戦いは勝ったも同然です。ただし、その武器の使い方を知らなければ、せっかくのバズーカ砲も宝の持ち腐れです。ですから、アピールできるものを増やしたら、そのアピール方法を知っておくことです。

武器が小粒で、その数も少なければ、それらを最大限にアピールしていきながら、武器を増やし、強力な武器を開発していくしかありません。そして、やっとのことで大きな武器を持つことができるようになったら、その武器を最大限に活かせられるように、使い方をよくよく勉強していくことです。

患者さんが減ったとか、患者さんがこないと嘆いている医院は、アピールする武器がないか、せっかく武器を持っていても、その使い方を十分に把握していないかの、どちらかです。そして、圧倒的に後者が多いのです。

17 経営コンサルタント選びは慎重に！

これからは、売上げの低下という現実の前に、歯科医師のほうも集客方法について、本腰を入れて勉強しようとする人が増えてくるでしょう。しかし、今まで歯科医学の勉強しかしてきていない先生にとっては、集客方法の勉強をするといっても、一体どこから手をつけていいのかわからないので、その道のプロにアドバイスを仰ごうとして、コンサルタントの門を叩き、セミナーに出席したりするケースが増えてきます。

私自身、経営不振のときに、３社のコンサルタントに相談しましたが、大した効果のでない方法しかアドバイスしてもらえなかった経験があります。今から思うとそれは、経営コンサルタントの多くが、自分で歯科医院を経営したわけではないため、本で読んだ知識の寄せ集めでしかなく、現場を知らないことが最大の原因でした。

経営とは、失敗しながら覚えていくものです。遠くから見たら、ただの平坦な道のように見えていても、近くまで行ってみると多くの石ころがあったり、落とし穴があったりするのが経営です。今は、臨機応変に対応することが求められる時代です。自分のお金で経営の苦労をした人でなければ、本当の経営の勘所はわからないものです。

18 評論家に相談しても逆に惑わされるだけ

仕事について相談する場合は、自分より実力的にも実績的にも、上の人間に相談しなければ意味がありません。自分よりも下のレベルの人に相談したのでは、その人は経験論からの話ではなく、頭で考えた理想論や机上の空論でアドバイスをすることになります。

売上げが5千万円の先生が、売上げ3千万円の先生に売上げについての相談をしても意味がありませんし、開業医の先生が勤務医の友人に、スタッフの扱い方について相談しても、「おそらく」とか「たぶん」といった話しが多くなります。自分が求めるような解答はまず期待できません。頭では、こういう当たり前のことがわかっていても、相談できる適当な人がいないと、平気でこの過ちを犯してしまうのです。その挙げ句、いいアドバイスをもらうどころか、逆に惑わされるようなアドバイスをもらうことになります。

医院の仕事に携わっていない身内の人間や知人に相談しようものなら、評論家のような結果論や理想論で物事を片づけられてしまいます。何かを相談する際には、そのことに悩んで解決してきた経験のある人を見つけて相談するか、適当な人がいなければ、自分を信じて、自分の頭で悩んで苦労して考えた分、問題を解決する力が身についてきます。

19 努力する方向・必要な情報をしっかり見極める

経営的に苦労している先生が、世の中にはいっぱいいます。そういう先生方は、藁をもつかむ気持ちで、本やセミナーなどから情報を得ようと、必死になっています。その際に、どういう情報を信じていくかによって、その先生の未来は大きく違ってきます。

どういう本やセミナーと出会い、どういう決断をしていくかは、その先生の持って生まれた運や縁でもあるでしょう。成功する方法は一つしかないわけではないですから、どういう方法で活路を見いだされてもいいわけです。しかし、間違った方向の努力をしている人は、残念ながら一生思うような結果を出すことはできません。

何が正しくて、何が間違っているのか、何が効果的で、何がムダなのかなど、自分の頭で考え、判断しながらすすんでいくしかありません。人のいうことをすべて鵜呑みにするような人間よりも、「なぜ？」「なんで？」「どうして？」と、自分の頭で考えられる人間が、物事の本質を理解することができて、大きく飛躍できます。

これからは、ますます多くの情報が飛び交う世の中になってきますから、本当に栄養になる情報を見抜ける人間だけが、大きく成長することは間違いありません。

20 アウトプットしてこそ自分のものになる

本を読んだり、人からいい話を聞くと、それだけで自分のものになったつもりになる人が結構います。しかし悲しいかな、それだけでは何も身になっていないのです。インプットする作業は、気持ちもいいし、エネルギーをあまり消費しない作業です。

アウトプットするとは、インプットした内容を実際に行ってみる、話の内容を整理しまとめる、他の人に話してみるなどのことです。インプットだけでは、わかったつもりになっているだけです。本当にわかって、自分のものとして知識から知恵に変化させるには、アウトプットなくして不可能です。アウトプット作業は、インプットの何倍もエネルギーを消費するため、インプット作業をしたほうが、有益だと勘違いしがちなのです。

1冊の本を読んで、頭を整理して感想文を書くのと、5冊の本をただ読むのとでは、5冊の本を読むほうがラクですが、自分の知恵として使いものになるのは、感想文を書くというアウトプット作業をした場合のほうです。いい話を聞いたら、それを実際にやってみて、再度自分の頭の中で考え直すことで、それが知識から知恵へと変化していきます。好結果を出したいのであれば、アウトプットは避けて通れない作業です。

21 短所を直すよりも長所を伸ばせ

世の中には、無理なことでも頑張れば、さもできるかのようにいっている人がいます。私の父は、私を達筆な人間にしたくて、習字を習わせたり、自ら指導してくれたりしましたが、私の書く字はけっしてうまくありません。いくら教わっても、私の中に達筆家になりたいという欲望がないのですから、絶対に達筆にはなれないのです。

話し方も同じです。私は早口で声が高いのに、ゆっくり低い声でしゃべろうとしたり、話し方教室に通ったこともありましたが、結局、あまり意味がありませんでした。自分が心の底から本当にそうなりたいと望み、24時間そのことを考え続ければ、もしかしたらそうなれたのかもしれませんが、人間は、嫌なことを頑張るよりも、得意なことで頑張るほうが、同じ努力で数倍の効果が得られるのです。

短所を直すのは苦痛ですが、得意なことを伸ばすのは楽しいものです。人間誰しも、持って生まれた能力に差があるのは仕方のないことですから、短所に目を向けるよりも長所を伸ばしていけば、いつの間にか長所が短所をより引き立ててくれるようになります。この原理原則は、院長先生であれ、スタッフであれ誰にでも当てはまります。

22 経営者は常に時間対効果を考えよ

今、私の中でもっとも苦痛な時間は、事務的で生産性のない仕事をしているときです。それは、私でなくて他の人がやっても、その効果に大きな違いが出ない仕事や、私の知恵や経験が活かされない仕事をするときです。

たとえば、院内の掃除をしたり、待合室の掲示物をつくったり、リコールの宛名書きをしたりするのは、私がすることによって、何か違いを出すことは不可能です。

一方、患者さんを増やす方法を考えて行動したり、ホームページの内容を考え、スタッフに指示することは、知恵の出し方によって、その効果にも大きな違いが生じます。また、本の原稿などは、人に任せられる範疇のものではなく、私にしかできない仕事なので、とてもやりがいを感じます。

何も私は、掃除や宛名書きが下で、原稿書きが上だと、仕事に優劣をつけているわけではありません。私が言いたいのは、同じ時間の仕事をしたときに、より収益性があって、より未来の開ける仕事をすることが、経営者としての院長の義務であると考えるべきだということです。

この生産性のある知恵を使う仕事と、事務的な仕事では、使う脳細胞がまったく違うために、残念ながら、両方を効率よくやっていくことはとても難しいのです。

生産性のある仕事に疲れて、しばらく脳を休ませたいという気持ちから、事務的な仕事をすることは有効ですが、生産性のある仕事がのってきているときに、事務的な仕事をしなければいけなくなってくると、再び生産性のある仕事をするときに、再スタートを切らなければならないので、とても非効率的になってきます。

ただ多くの人は、事務的な仕事、誰でもできる仕事に忙殺されていると、いかにも仕事をしている錯覚に陥り、自己満足しがちです。しかし、院長という立場にいて、時間対効果を無視していたのでは、医院の発展も、歯科医師としてのレベルアップも、まったく期待できなくなります。

経営者が生産性の高い仕事に集中するためには、新たに人を雇うか、アウトソーシングしなければならなくなってきます。このレベルになってくると、クリニックの組織化を考えていかなければ医院経営もムリが生じます。自分一人でやりくりしていくには、もう限界になってきます。

逆にいえば、事務的な仕事を院長自らがやっているクリニックのレベルは、まだまだ改善していく余地が多いということになります。

23 アレンジ力こそ最短で結果を出す秘策！

どんな職種からも、参考になる点はあるものです。日々の出来事からも、多くのことを学ぶことができます。しかし、自分の仕事や生き方に、その学んだことを生かせる人とそうでない人がいます。それはアレンジ力の違いです。

同じ現象を見たり経験しても、それをパクることはできても、自分なりの言葉や方法にアレンジできなければ、ただの真似事であり大きな飛躍はできません。

頭のいい人のほうが案外成功しないのは、記憶力とアレンジ力はまったく関係ないからです。記憶して真似る際に、自分なりのアレンジ力で、結果に大きな差が生じるのです。料理でいえば、調味料のさじ加減で、味に大きな違いが生じてしまいます。同じ話をする際にも、例え話を加えたり、構成を変えることで違う話のようになったりします。

ゼロから何かを作り出す才能は、一部の優れた人間にしか与えられていませんが、同じものを違う表現でアピールする力は、多くの人間に与えられています。スタートはパクることでもいいですが、少しずつアレンジを加えながら、新しいものに見せる工夫をしていくことが、最短で結果を出す秘策です。

第2章

積極的に患者さんの心をつかむ

1 ブランドは1日にして成らず

経営をしていく上で、一番大切なのはイメージやブランドです。実際の技術や評判がどうであるかよりも、お客様はどういうイメージで、医院を見ているかが問題なのです。

ヴィトンのカバンが1ヵ月でダメになっても、たまたまだろうと思ってくれますが、無名のカバンが半年でダメになったら、「やっぱり安物はダメね!!」ということになります。

流行っているイメージの歯科医院で、親知らずを抜いて痛くても、あそこで抜いて痛いのなら、他へ行っても同じように痛いだろうと思ってくれますが、ガラガラの医院では、少し痛いだけでも、他の医院なら全然痛くなかったのではないかと疑ってしまいます。

こうしたお店や医院のイメージづくりは、一朝一夕にできあがるものではありません。院長が意図的につくろうとしなければ、勝手にできあがったりはしません。医療技術の中身や実力をアップする努力は、ほとんどの人がやっています。しかし、イメージアップのための戦略は、ほとんどの人がしていないから、努力しても努力に見合った結果が出てこないのです。何をしたらどういうイメージになるか、先々を考えながら、作戦をしっかりと立てていくことが、年月とともに大きなブランドという形になっていくのです。

2　観察力の違いが能力を決定する

歯科医師、歯科スタッフに限らず、仕事のできる人間とできない人間の違いは、観察力や気づきの違いにあります。同じ失敗をしても、その失敗から五つのことを学ぶ人間と、一つしか学べない人間では、その後の仕事において、能力的に大きな差を生じます。

失敗から何も学べない人もいます。何も学んでいないのですから、また同じ失敗をします。これは生まれ持ったものもあるので、そういう人間を雇ってしまったら、あまり大切なポジションには配置しないようにするか、辞めてもらうことも仕方ないでしょう。

頭がいいか悪いかは学歴ではなく、観察力・気づきがあるかないかです。観察力のない人間は、どんなに注意したり教えてもなかなか伸びません。自分で気づかないかぎり、人に教えられるだけでは、伸びる量には限界があります。

これは、患者さんへの対応にも通じます。患者さんのちょっとした言動から、治療やサービスに対する満足度を推しはからなければなりません。患者さんはなかなか不満を口に出してくれません。嫌なら別の歯科医院に行けばいいだけです。ですから、院長やスタッフは、患者さんの言動から、心の奥にある気持ちを読み取ることが大事です。

3 患者さんのレベルがクリニックレベルを現している

まだ私の歯科医院の経営が軌道に乗っていない頃の話です。たまにお金のことをまったく気にしないで、「とにかくベストの治療をしてほしい」という患者さんが来院されることがありました。

経営的にも苦しいときで、こうした患者さんは、のどから手が出るくらいにウェルカムだったのです。そのため、自分としては、とにかくいい治療をして認めてもらうことばかり考えていました。その上、患者さんの知り合いの方を紹介してもらうことができれば、クリニックの経営も早く軌道に乗るのではないかと、いろいろな想像をふくらませていました。

しかし、現実にはそういう患者さんはリピーターになったり、他の患者さんを紹介したりしてもらえることはほとんどありませんでした。全力で治療やサービスをし、認めていただいた観があったのに、「なぜ?・?・」という思いが強かったのですが、今になって思えばそれもうなずけます。

当時の私がいくら頑張っても、私のクリニックにはそうした患者さんを受け入れる、器もブランドも持ち合わせていなかったのです。そうしたタイプの患者さんは、とくにブランドを大切にしますから、知り合いを紹介してもいい医院か、紹介することで自分が恥をかかないかを警戒しています。下手に紹介して、自分が恥をかくのがイヤなのです。

当時、私なりに一生懸命治療したことは認めていただいた観はありますが、そういうレベルの患者層の人たちが紹介したくなるブランドを、当時の私や私のクリニックが持ち合わせていなかったのです。

今でも、そういうレベルの患者さんを集めたい気持ちはあることはあるのですが、その陰ではそれなりに大変な努力が必要になってきますので、経営的に問題のない今では、必ずしもそういうタイプの患者さんに対して、ウェルカムと思うほど期待する気持ちはもっていません。

患者さんというのは、いつの間にかそのクリニックの治療やサービスにあったような人たちが集まってきているものなのです。いろいろな意味で、ハイレベルの患者さんを集めようとすると、院長のブランド、医院のブランド、スタッフのレベルを、それなりに高めないとムリです。

患者さんのレベルを見れば、そのクリニックの行っている治療やサービスのレベルがわかるものなのです。

4 患者さんによって対応を変えてはいけない

私は小さい頃、よく祖母から「相手が文句をいわない、おとなしいタイプの人間だからといって、その人を小バカにしたり、軽く見るようなことをしたら、相手は必ず覚えているのだから、相手によって対応を変えるようなことは絶対してはいけない」と、何度も何度も言い聞かされて育ちました。

それが、大人になった今でも、頭の中に残っているので、怖い患者さんにも、おとなしい患者さんにも、子どもに対しても、同じように接しようと思っています。

怖い患者さんに、文句をいわれないように接するのは誰でもできますが、文句をいったりしない、いわゆるおとなしい患者さんには、ついつい対応を変えてしまいたくなる弱い自分との葛藤が時にはありました。

自分の中では、そういう人にこそていねいに、優しく接するべきであると言い聞かせていましたが、それは自分のためにというよりは、小さい頃に植え付けられた祖母の言いつけを守っているという義務感からでした。

しかし、自分のクリニックを経営するようになって、これは自分のためにも大いに役立っていたことに気づきました。

怖い人にだけ、優しく、ていねいな対応をする院長は、スタッフにも軽蔑されますし、いい人で文句をいわないからと軽く見られた患者さんは、二度とそのクリニックには行かなくなります。相手によって対応を変えるクリニックには、文句をよくいう気むずかしい患者さんばかりが残ってしまい、いつもピリピリギスギスした雰囲気のクリニックになってしまうのです。

一方、いい人で文句をいわない患者さんに対して、軽んじたり、手抜きをしたりしなければ、そういうタイプの患者さんは、自分と同じタイプのいい人を紹介してくれますし、歯科医のほうも治療しやすい患者さんが集まり、院内が和やかな雰囲気になり、スタッフも優しく和やかに仕事に励むようになります。

そうした雰囲気のクリニックを目指すのであれば、また穏やかな患者さんを集めたいのであれば、おとなしくて人のいい患者さんには、怖いタイプの患者さん以上に優しく、ていねいな対応を心がけることです。

おとなしい患者さんは、クリニックの対応が悪くても、取り立てて文句はいいませんが、ある日、黙って来院しなくなります。

5 自分がしてほしいことをしてあげると患者満足につながる

来院された患者さんが、満足して帰られたかどうかは、院長としてとても気になることです。かといって、全員に感想を聞くわけにもいきません。人それぞれ考え方には違いがありますから、全員に満足してもらうことは不可能なのです。

では、どこまで頑張ればいいのかを判断する基準は何か。それは簡単なことです。自分が患者だったらしてほしいことをすることです。人にはそれぞれ、自分に合ったやり方というものがあるのですから、他人がうまくいっているからといって、自分には向いていない方法を真似ても、うまくいくとは限りません。自分がしてほしいことを思いきりしてあげて、自分がしてほしくないことは絶対にしないことです。

他人の評価を気にしているうちは、自分のしていることが不安で落ち着かないものですが、成功体験を積んで自分の尺度で考えられるようになれば、何かを行うことへの不安が減ってきます。自分がしてもらってうれしいと感じることは、貪欲に患者さんにしてあげて、自分がされたくないことは、患者さんにもしないことを繰り返しているうちに、あなたの感性と似た患者さんが集まってきて、ファンになってくれるものです。

6 患者さんが本当に聞きたいのは要点だけ

多くの患者さんは忙しいのです。歯科医や歯科衛生士の人たちは、仕事だから歯のことをよく知っています。しかし患者さんの多くは、日々の生活において、歯よりも大切なことがたくさんあり、歯が痛いときにだけ、歯科医院にやってくるのが実状です。

歯科医ほど、歯のことを考えている人は、普通の人の中にはほとんどいません。デンタルＩＱを上げていくことは大切なことですが、忙しい患者さんの時間を割いている意識をもって、ポイントを抑えた説明をすべきです。

私も以前は、患者さんに「夜のブラッシングには約30分かけるべきです」と説明していましたが、自分ができないことを患者さんにいっても、やってくれるはずがありません。

デンタルＩＱを上げることと、患者さんを歯科的ノイローゼにすることとは違います。

忙しい患者さんの立場に立って、忙しい中でもできることを探してあげる工夫をすることこそが大切です。それは、けっして患者さんを甘やかし、患者さんからいわれることだけする歯科医になれということではありませんが、普通の人の立場・考え方を理解してあげた上で、デンタルＩＱを少しずつ上げる努力をしていくことが大事なのです。

7 患者さんの無言の悲鳴・危険サインを見逃すな

勤務医を雇いはじめ、院長である私が診ていた患者さんを、勤務医の先生が担当するようになると、いろいろな問題が生じてきます。患者さんから、お菓子などの頂き物が急に増えたこともあり、「新しい先生は評判いいな」と思った時期がありました。

しかし実は、この菓子折りは院長先生に診てほしいというサインだったのです。菓子折りをいただいた患者さんの何人かが「以前のように、院長先生に診てもらえないのですか」と受付でいわれていて、急に菓子折りが増えた理由がその時初めてわかったのです。

実をいいますと、私が卒業後に初めて治療させていただいた患者さんが、受付で同じように菓子折りを渡されていて、「治療技術が未熟なのに、お菓子をもらえる自分は、もしかして天才？」と、勘違いしていた頃のことを思い出しました。

患者さんの多くは波風の立つのを嫌って、自分の気持ちをストレートに表現せず、普通しない行動によって「自分の気持ちに気づいてよ」というサインを出したり、悲鳴を上げている場合があります。それが菓子折りであったり、無断キャンセルだったりします。患者さんを失いたくなければ、こうした無言の悲鳴に気づいてあげなければいけません。

8 患者さんは流行っている医院で治療を受けたい……

私の家内が子どもを病院に連れていくときに、近所のガラガラの医院と、行列のできるような医院に、それぞれ違う日に連れて行ったことがあります。その時、私が家内の医院に対する評価を聞いていますと、その評価の中には、科学的なものではなく、感情的なものやイメージ的なことで評価をしていることに気づきました。

行列のできる医院に行ったらすぐに治り、ガラガラの医院ではなかなか治らなかったのなら、前者を高く評価することも納得できます。しかし、行列のできる医院の説明が雑で、子どもの治りもいいとはいえないのに、あれだけ人がいるのだから、絶対に腕がいいに違いないと思い込んでいるのです。一方、後者には、少しでも理にかなわないことがあると、すぐにその点を指摘して、「だから患者さんが少ないのよ」という評価をしています。

患者さんの多くは素人で、専門的に医院を評価できない以上、イメージで多くのことを判断して、たくさんの人が通っている、流行っている医院に通いたいものなのです。逆にいえば、多少技術的には劣る先生でも、自分の医院のほうが他よりも流行っているイメージを作り出せれば、患者さんからは高い評価を得ることもできるのです。

9 人は感情を刺激されると行動に移す

結婚式に出席して「いい結婚式だったな～」と感じるのは、どんな場合でしょうか。新郎・新婦の姿勢やスピーチなどで、涙をそそられたり、楽しかったりするものでしょう。けっして料理や式場の豪華さで「いい結婚式だったな～」と思うことはありません。

映画でも、「いい映画だったな～」と思えるのは、泣かせる映画、ハラハラする映画など、感情を大きく揺り動かす映画を見たときです。けっして映画館が豪華だった、上映時間が長い、出演者が有名だ、といった理由で「いい映画だった」と思うことはないのです。人を行動に駆り立てるのは、理屈ではなく感情なのです。

人間は感情を何かで刺激されると、感動して行動に移すのです。クリニックの広告や集客においても原理は同じです。豪華な診療室や高い器具で、患者さんの気持ちを動かすことはできません。患者さんの興味を引いて、何かの感情を刺激すれば、患者さんは資料請求したり、治療相談に通ったりしてくれます。

日々、どういう言葉や行動が、人間の感情を刺激するのかということに、センサーを張り巡らせて、気づいたことをメモしたり、集客に生かしていくことが大切です。

10 歯科医と患者の年齢による相性

患者さんには、自分の年齢に近い先生に治療してほしいという希望が、無意識の心の中にはあります。自分の年齢の10歳前後ぐらいまでの先生が安心できるのです。20歳の患者さんには、30歳くらいまでの先生だと気軽に話しやすいのですが、40歳、50歳の先生となると、親や学校の先生のような感じになり、少し緊張してしまいます。

それは歯科医側にもいえることで、40歳の先生にとって、60歳、70歳の患者さんには、目上の人として少し緊張した気持ちになりますし、20代の若い人は、一体何を考えているのかよくわからなくて、やはり緊張してしまいます。ですから、自分の年齢の±10歳前後の患者さんが、自分のクリニックの中での割合が高くなるか、自分をアピールする場合に、一番患者さん側からの受けがよい年齢層になります。これは自分でコントロールできることでもないですから、一般的な傾向として、頭に入れておく程度でいいでしょう。

若い時には、どうしても年配の患者さんへの対応が苦手な反面、その分若い患者さんの気持ちがよく理解できますから、ムリせず自分の年齢でできることを、ひとつずつ着実にやっていくことで、将来、広い範囲の患者層に対応できる歯科医師になります。

11 話の中に矛盾があったら、人の気持ちは動かない

人は誰でも、だまされて嫌な思いをしたくないので、その話の中に矛盾はないかどうかを、本能的に、かつ慎重に探しているものです。

たとえば、安売りセールがあるときに、年に二度の大バーゲンなら、安心して買いに行きますが、意味のない時期のセールですと、「何か不良品なんじゃないか」とか「何でこの時期に？」という気持ちのほうが強くなって、警戒心から、同じセールでもお客様の反応は違ってきます。

それはマーケティングに限らず、お笑いの話でも、明らかに笑いをとるための作り話だとわかるのは笑えないものですが、本当にありそうな作り話なら、その話が事実であろうと作り話であろうと、聞いているほうにとっては面白ければいいのです。大切なことは、事実か作り話かということよりも、その話がきちんと理屈の通った、辻褄の合う話かどうかということなのです。

私の妹は、ラミネートベニアを治療していましたが、ラミネートベニア治療希望の患者さんには、妹の治療例や感想などをお話して、より身近なものとして感じてもらっていま

す。もしこの話が作り話だとしたら、作り話として、どんな質問に対しても、きちんと辻褄が合っていて、患者さんが不信がらないのであれば、共感を得る説明のテクニックとして、許されるかもしれません。

しかし、患者さんもバカではありませんので、少しでも嘘っぽい話には、すぐに気づきます。ですから、作り話をきちんとした流れで話をすることは、事実を話す以上に、整理されていないといけないので、かえって難しいものなのです。そういう意味では、詐欺師は、実態のないものをいかにもあるように相手をだますわけですから、頭が相当にきれる人が多いのではないかと思います。

最悪なのが、ちゃんと事実を話しているのに、その説明が理路整然となっていないために、患者さんからの共感が得られない場合です。よく他の先生の説明を聞いていて、事実の中に少し感情を揺さぶる内容が入れば、患者さんからの反応が大きくアップするのにと残念に思うことがよくあります。

マーケティングの法則に「ＡＩＤＭＡ（アイドマ）の法則」があります。Attention（注意）→Interest（関心）→Desire（欲求）→Memory（記憶）→Action（行動）という流れで消費者にアピールすることです。患者さんへの説明も同じです。どういう流れで話し、ここで引きつけ、気持ちを駆り立てて、行動を起こさせるという仕組みをつくることです。初めのうちは、日々の説明の中で意識して行う訓練が必要かもしれません。

12 気の弱い先生の自費のすすめ方

私の周りの先生の中で、マジメで気の小さい、打たれ弱いタイプの人は、自費治療をすすめないで、収入の大半を保険治療のみでやっています。売上げを上げている、やり手タイプの人は、打たれ強く、自分の説明についてくる人だけでいいと考えています。

昔からやり手の人＝押しの強い、強引な人というイメージがあります。その治療を必要と思っていない人に、その治療の利点を説明して治療に至らせるためには、歯科医誘導型の強引なものにならざるを得ないでしょう。しかし、この強引な誘導タイプの治療ではトラブルも多くなってしまい、マジメで気の弱いタイプの先生は尻込みしてしまいます。

気の弱いマジメな先生が自費をすすめるには、今現在、その治療によって悩んでいる患者さんに絞って、自費治療をすすめるのがコツです。患者さん本人が、その治療を必要だと感じている人に、自費治療をすすめても、それほど抵抗なく説明できるはずです。患者さん自身が気づいていることや、少しのアドバイスで簡単に気づいてくれるものに絞って、自費をすすめていけば、断られる可能性も減り、打たれ弱い先生でも自費を取り入れていけます。そういう患者さんを集めるには、ホームページが大切になってきます。

第3章

ホームページによる集客法と広告の留意点

1 ＨＰを見てくる患者は変な人が多い？

インターネットが一般家庭に普及し始めた頃、歯科医の中では「ＨＰを見てくる患者さんは変な人の割合が多いよね」ということが、よくいわれていました。当時は、ＨＰを持っている歯科医院自体も数少なく、インターネットで歯科医院を物色している患者さんの中には、少し神経質で気むずかしかったり、オタク系の人が多かったようです。

当時は、インターネットで歯科医院を探すことが珍しい時代だったので、少し変わった人が多かったのでしょう。しかし時は流れ、状況は一変してきました。今や、何かを調べる場合には、まずインターネットで調べる時代です。極論すれば、今やインターネットで調べもしないで、いきなり歯科医院に飛び込むことのほうが勇気がいります。

ＨＰでチェックするだけで、行ってもいない歯科医院の雰囲気や、スタッフの顔ぶれまでわかってしまうのですから、チェックしないと大損なのです。ですから、自分の医院のＨＰを持っていないということは、ミスミス自院の患者さんになる可能性の高い人を取り逃がしている、ということになります。いつまでも昔の神話を信じて、ＨＰをつくる努力を怠ることは、自分の心はだませても、経営の神様はけっして許してくれません。

2 真剣に考えている人は隅々までＨＰを見ている

あなたの医院に通おうか悩んでいる人にとっては、あなたの医院の情報を、ひとつでも多く知っておくことが、いろいろな不安を払拭できる唯一の方法なのです。インターネットがない時代ならば、すでに通院している人からの口コミという方法でしか情報を得ることはできませんでしたが、今ではＨＰを見ることによって、十分知ることができます。

院長は男か女か、スタッフは何人いるのか、マジメそうかどうか、院長の経歴は、どんな考え方で治療をすすめているのかなど、医療サイドの人間が考える以上に、患者さんは治療を受けることを、慎重に考えている人が多いのです。その時に、あなたやあなたの医院の情報が、より詳しく紹介されていると、来院チャンスが広がります。

お見合いをするとき、写真だけの相手と、自己紹介した釣書を添えている相手では、どちらの人が不安が少ないでしょうか。お見合いを真剣に考えているなら、相手の情報をひとつでも多く知りたいはずです。歯科治療を受ける際も同じ。あなたの医院で治療を受けようとしたら、あなたのＨＰをチェックしています。ですから、ＨＰを充実させて、通いたいと思わせる内容にしていくことが、集客のポイントになります。

3 ＨＰでそのクリニックの経営状況がわかる

私はＨＰの内容を見れば、そこの歯科医院の経営状態や、院長の経営センスがだいたいわかります。人の気持ちをつかむのが上手か下手かも、ＨＰには顕著に現れます。ＨＰの内容で、患者さんが少なくて困っているなということまで読み取れます。

一般的には、価格を前面に出している医院は、まず流行っていないとすぐに判断できます。ここは流行っているなと思わせるＨＰをつくっている人は、自己アピールが上手な院長です。実際に流行っているから、流行っているＨＰになるのでなく、流行っているように見せるＨＰをつくれる院長だから、実際に流行ってくるのです。ＨＰで、堂々と自分の医院をアピールすべきです。自院が魅力ある医院であることを、患者さんに知ってもらえるのですから、大いに知恵を絞ることです。それだけの価値はあります。

ＨＰづくりの勉強をすることは、あなたの経営センスを磨くいいチャンスです。患者さんの立場になって、他のクリニックのＨＰを見て、惹かれるＨＰがあれば、何でこのＨＰに惹かれたのかを分析して勉強して、少しずつ自分のＨＰを改良し、磨いていくうちに、あなたの経営センスも知らない間に磨かれていきます。

4 HPの制作でも、自分を信じることがいかに大切かを知る

院長は孤独なもの。常に自分で方向性を決めて、周りの歯科医院と競争しなければなりません。技術的・経営的な面など、すべての面で周りのことが気になるものです。

インプラントや矯正なども、勉強していけばいくほど、周りの歯科医はもっといい治療をしているのではないかと、疑心暗鬼になったり、経営面でも自分の知らない手法を、周りの歯科医は取り入れているのではないかと焦りがちです。他院のＨＰを見て、自分は負けていると感じる人も少なくないでしょう。この周りに対する不安というものは、一生懸命考えているからこそ生じるものだと、開き直ってしまうことです。

マンネリ化を防いで、自分の心の中に火をつけるために、焦りをもつことは大事なことですが、自分なりに頑張っている最中は、あまり周りを気にせず、自分のペースで少しずつ、実績を積んでいくことが大切です。同じ歯科医として、簡単に手の届きそうにない人はライバル視せず、あこがれとして、力がついた時点でライバルと考えればいいのです。自分の力を信じることが大切です。他の医院のＨＰを見て、それが素晴らしかったら、落ち込んだりしないで、上には上がいることを謙虚に受け止めればいいだけなのです。

5 イメージづくりのうまい人が成功する

ＨＰにかぎらず、成功している人間を観察していますと、イメージづくりのうまい、プロデュース力のある人間が成功しています。

自分や自分の医院が、患者さんからどう思われたいかということをきちんと認識して、いいイメージをもってもらうためには、何をメインに押し出し、どう振る舞い、どうアピールしたらよいか、ＨＰはどんなイメージでつくればよいかがわかっている人は、必ず伸びています。

流行っている医院のイメージをつくりたい人は、流行っているようなプロデュースをすればいいですし、高級な医院のイメージをつくりたいなら、そうしたイメージが浸透するように、積極的にアプローチをしていかなければなりません。

もちろん、現在の医院のレベルによって、いきなり別世界のイメージを作り出すことは難しいでしょうから、現在のレベルより1段階か2段階上の、つまりちょっと頑張れば手の届くくらいのイメージアップ戦略を立てていくことは、そんなに不可能なことではないでしょう。

1日10人患者さんがくる医院では、1日20人きているイメージづくりをし、1ヵ月200万円の売上げを上げている医院は、1ヵ月300万円の売上げを上げている医院のイメージづくりを工夫していくのです。HP上でも、常にワンランク・ツーランク上を見てイメージづくりをしていくことです。それを自然な形で患者さんにアピールし、現実にツーランク上を達成できたら、次は次のステージのイメージアップをはかっていく――この繰り返しで成長していくのです。

こうして、少し上を目指したイメージづくりへの努力は、その努力の最中は感じませんが、少し時間が経ってから振り返ってみると、現実にイメージどおりに早く到達して、大きく飛躍していることに気づいたりするものです。

経営においても、人間形成においても、少し背伸びをして頑張ることが大切ですが、患者さんに背伸びをしていることに気づかれるようでは何にもなりません。患者さんには、ごく自然なアピールのように感じさせることがポイントです。この方法を身につけている人が早く成長できるようになると思います。

マジメな人は、これとは逆のことをしてしまいがちです。1日10人の患者さんがきているのに、5人しかきていないようなイメージを与えたり、1ヵ月300万円の売上げがあるのに、売上げが250万円ぐらいの医院であるような、損なイメージを与えているのが、とてももったいなく、残念でなりません。

6 「患者さんからの声」が有効な理由

ＨＰや広告などに、ぜひ入れていただきたいのが「患者さんからの声」です。

この「患者さんからの声」という情報は、大きな力をもっています。初めて来院する患者さんは、「患者さんからの声」を見ることによって、そのクリニックに対する信頼と大きな安心を得ることができるので、新患患者さんの多くは、安心してその歯科医院の門をたたくことができるのです。

ほとんどの歯科医は、一度来院してもらえたら、自分の医院の良さがアピールできて、誠意やていねいな治療をわかってもらうことができると考えています。これはレストランなどのシェフも同じ気持ちかもしれません。

しかし、この「一度来院していただければわかってもらえる」と思うのは、どの歯科医も同様なのですから、いったんどこか他の歯科医院に行ってしまった患者さんには、なかなか簡単には自分の医院へきてもらえない、それどころか、もう永久にチャンスがないかもしれません。

勝負の分かれ道は、この「一度来院してみようかな……」という気持ちを、患者さんに持ってもらえるかどうかです。つまり、自分の医院に、患者さんが行動を起こしてくれるように、どう仕向けるかということになってきます。

まだ見ぬ新患患者さんを、自分のクリニックに吸い寄せる大きな武器になるのが、「患者さんからの声」なのです。

患者さんにとって、一度も行ったことのない歯科医院は、すべて同じレベルの状態です。そこで、すでに通われている「患者さんからの声」という情報にふれることができれば、その医院に行ったことがなくても、どんな歯科医院なのかを、頭の中で擬似体験することができます。

とくに、「先生がていねいに説明してくれます」「優しい上に、技術もしっかりしているので安心です」「スタッフが毎回、あたたかく迎えてくれます」などといったことが書かれている「患者さんの声」を見ることによって、その医院への期待値も大きく上昇し、親しみを感じ、気持ちの中では、ぜひこのクリニックに通ってみたいという感情がわいてきます。

したがって、患者さんが来院されたときには、普通の飛び込みの新患患者さんと違って、すでにドクターと患者さんの間には、大きな信頼関係が築かれています。そのため、治療もしやすかったり、いきなり自費治療になるということも、十分あり得るのです。

7 ＨＰは集客には効果的だが、ＨＰに時間のかけすぎは問題！

多くの先生は日々の診療が忙しく、ＨＰをつくるのも大変ですし、ＨＰをたえず更新するのも大変です。少ない労力で、最大の効果を発揮しなければなりません。

これからの時代、ＨＰの活用なしに増患は難しいでしょう。私の医院でも、60～80％の新患患者はＨＰを見てきています。患者さんに自院を売り込む方法として、魅力あるＨＰにすることはとても大切です。しかし、ＨＰの更新やブログなど、すべて自分でやろうとすると、それに要する時間の取りすぎで弊害が生じます。つまり、ＨＰに時間が割かれすぎるのは、歯科技術の勉強に割く時間、新しい知識を取り入れる時間、自分を磨く時間など、将来の自分への投資の時間が減るか、なくなってしまうことを意味します。

ＨＰの有効性に気づいた人は、集客のひとつのツールとして、さらに最大限、利用しようと考えますが、今までＨＰの有効性に気づいていなかった人は、もっとこのツールを利用すべきです。ただし、ＨＰにかかりっきりになるのではなく、効果のある内容には時間をかけ、あまり効果のない細かい部分は、多少問題があっても、放っておくぐらいでないと、いくら時間があってもきりがないでしょう。

8 裏技情報の落とし穴

情報というものは、誰も知らないときに手にするのが一番美味しいのです。ビジネスや株などの世界でも、誰も知らないボロ儲けできる情報が存在しているのも事実です。ハイリスクハイリターンの典型的な例です。

しかし、その情報も時間とともに知る人が増えてくると、利幅がどんどん小さくなり、うま味が消えていきます。ボロ儲けできる時期というのは、ほんの一時期で、長い目で見ればほんの一瞬なのです。

一方、経営というものは、一時的に大きな利益を出すことよりも、少なくてもコンスタントに利益を出し続けることを主眼とすべきです。裏技的なものでボロ儲けのチャンスを見つけるよりも、周囲より少しだけ抜きん出た情報で経営することが大切です。

ＨＰでも、常に最新の裏技的対策で集客して、美味しい思いをしようと考えていますと、本業に力を入れるよりも、裏技対策に大半の労力が注がれてしまいます。裏技は、一種の奇襲攻撃のようなもので、奇襲攻撃がメインの戦いというのは長続きしません。裏技はとても美味しい情報だけに、一度味をしめるとはまってしまう大きな危険性があります。

9 SEOやPPC対策など HPの最先端を見捨てる勇気も必要！

今や、都心部の歯科医院においては、広告をせずに患者さんを集めることが難しくなっており、効果的な広告を打つための勉強は、避けては通れない重要課題になっています。そして、広告が当たれば新患患者が確実に増えてきます。

とくに矯正治療・インプラント治療・審美治療などの自費治療では、利益率が良いために、効果的な広告を打つことができると、医院の経営が直接的に助かります。

最近の患者さんたちは、インターネットで情報を収集しますから、HPの広告を効果的に打つことができれば、売上的にはかなりのものが見込めます。院長としては、心血注いでHP広告の勉強をすることがキーとなります。

HP広告といえばSEOやPPC対策といわれるくらい、多くの医院がSEOやPPC対策を練って、自院のHPを上位にアップさせるかに努力しています。しかし、これらの対策は、日々変化していて、けっして落ち着くことはありません。インターネット広告への依存度はそこそこにして、口コミや紹介などの地道な努力も大事なことです。一方に偏ると、時代が変わったときに共倒れになりかねません。リスクは分散するのが賢明です。

10 初診の患者さんは来院前に院長の顔が見たい……

まだ行ったことのない歯科医院に行くということは、患者さんにとってはかなりの緊張を伴うものです。「優しい先生だろうか」「怖かったら嫌だな」「マジメそうな先生かな」「自信なさそうかな」など、いろいろ想像します。先生の顔がわかれば、多くのことがイメージでき、安心します。

怖い顔の先生は不利のように思われますが、人間も長く生きてきますと、性格が顔ににじみ出てくるので、ある程度は顔を見ただけで、わかる人にはわかってもらえます。ですから、ＨＰや広告などを出すときには、院長の顔写真を必ず載せることです。

本心は誰だって、顔写真は載せたくないものです。こちらの知らない人間が、自分のことを知っているのは、けっして気持ちのいいものではありません。といって院長が、顔写真を載せないようにしていると、患者さん側からしますと、この先生は何かやましいようなことがあって、顔を出さないのかと悪い推測をしてしまいます。

院長＝経営者になった以上、患者さんが望むことは、ひとつでも多く提供していくことが、生き残っていくためには大切なことです。

11 患者数が増えなければ口コミも増えない

私が都心に開業して3～4年の頃、自分なりに一生懸命頑張ってきましたが、一向に患者さんの数が増えず、途方に暮れたことがあります。そして、口コミや紹介で患者さんを増やすことだけで、医院を軌道に乗せるということに限界を感じていましたので、頭を切り替えて、どうやって新患患者さんを増やすかということに絞って考えることにしてみたのです。

もちろん、通院されている患者さんには、今までどおり一生懸命治療しましたが、とにかくまったく関係のない人に、どうやって患者さんになってもらうかということだけを、24時間考えるようにしたのです。

幸い東京の中心地では、歯科医院間の競争が激化しているので、広告規制があるにもかかわらず、多くの歯科医院が広告を打っていましたので、当医院も同じような広告を打つことにしました。しかし、他院の真似をしたのでは効果が薄いので、少しずつ独自の、特長のある広告をつくるように、工夫を重ねていくようにしてきました。

それまでは、来院された患者さんによる口コミや紹介が、歯科医院にとっての唯一の増患手段だったわけですが、広告によって新たに集客する方法を模索するようにしていきました。広告を打ち始めてしばらくの間は、掛けた広告費より、集客できる患者さんのほうが少なくて、広告すればするほど赤字が増えるという状態でしたが、いろいろと工夫を重ねていくうちに、広告費以上に集客できるようになっていきました。

面白いのは、そうやって新患患者さんの数が増えるに従って、紹介患者・口コミによる患者さんも自然に増えるようになってきたことです。多くの経験を積んだ今なら、簡単にわかることですが、患者さんが増えない状況のときは、焦りもあって、そこまでなかなか気がつかなかったのです。

ですから、新患の患者数が少ない状況で、しかも競争の激しいエリアで開業している先生は、院内での治療レベルや提供するサービスレベルを上げたりすることは当然として、それと並行して、いかにして新患患者さんを増やしていくか、その努力を欠かすわけにはいきません。

もちろん、いくら患者さんを集めても、治療やサービスがお粗末であったのでは、患者さんはざるを通り抜けるように逃げてしまいます。しかし、きちんとした治療とサービスを提供しているのであれば、とにかく新患患者さんを増やす努力をして、患者数を増やしていくことです。患者さんを増やすことに成功すれば、口コミや紹介患者を増やしていくことにもつながるのは、理の当然です。

12 自分プロデュースの方法は千差万別

学校と社会では、大きく違う点がいくつかあります。優秀な学生というのは、勉強ができる生徒を意味します。しかし、一般社会で世間から認められるには、勉強ができるだけではなく、他にいろいろな方法があります。

患者さんは、技術だけが評価の対象としていません。「優しさ」とか、「安さ」で評価されることもあります。院長が何を〝売り〟に攻めていこうと考えているかにもよります。それを、何が何でも技術で評価されなければならないというタイプの人は、どちらかというと、開業医よりは学者向きの先生です。学者が評価されるのは、論文がすべてですが、開業医が評価されるには、患者さんにどこからアプローチしてもいいのです。

もちろん、正攻法として技術的なアピールをするのもいいし、医院の豪華さを前面に出してもいいのです。一般的には、多くの人が点数を稼ごうとしている方向は、競争率が高くて、その中で抜きん出るのは至難の技です。周りが気づいていないことや、少数の人しか注目していないことで、一点突破、全面展開していくことが、大ブレークへの一番の近道です。私の場合、それが咬合治療・非抜歯矯正本の出版ということだったのです。

13 十分なお金があっても軌道には乗らない

私は開業後の数年間、赤字経営で大変な思いをしていました。その時に、いつも広告を打つお金と、高い機械を買うお金があれば、経営も軌道に乗るのにと考えていました。つまり、うまくいかないのは、十分な運転資金がないからだと思っていました。

当時の広告にしても、ほとんどの広告は、投資した費用以上の効果を得ることはできませんでした。よく宝くじを当てた人や、十分な退職金を投資して、何かのビジネスを始める人がいますが、そのほとんどは失敗に終わっています。いくら十分なお金があっても、かけた費用以上の売上げを得なければ、いつかは必ずお金はなくなってしまうのです。

「お金があれば軌道に乗る」「十分な広告を打てば患者がくるようになる」「高価な機械を導入すれば売上げが上がる」というのは幻想であって、大きな誤解なのです。

大切なことは、いくらのお金を何に使うかという選択と、それが確実に投資以上の収益を生むということを見極める眼力です。費用対効果を見極めない人は、お金を使えば使うほど、赤字になってしまいます。この眼力のある人は、大きなお金を投資したらそれ以上の利益を生み出しますから、飛躍的な発展を遂げることができます。

14 記事風広告にチャレンジしよう

医療法で、医院の広告に多くの規制があります。その中で許されている方法のひとつに、雑誌社のほうで取材しているという形です。いわゆるパブリシティであればＯＫです。

この場合は、自分で記事を書くことになりますが、記事の内容に患者さんが何かを感じてくれれば、来院してみようという気持ちが生じます。ある程度は客観的な記事でないといけませんが、誰が書いても大差がない内容では、読者にインパクトを与えません。自院の患者になることを期待するのであれば、この先生は他の医院と違うなという記事でないと、読者もこのクリニックに一度行ってみようということにつながらないでしょう。

こういう記事風広告の場合は、自分しか書けないような特殊性があったり、他の医院が真似できないようなものを持っていれば、費用対効果は高く、広告費の何倍もの大きな売上げを見込めることになります。それが、ＨＰと連動されていれば、なお効果的です。

読者を惹きつける文章を書ける人間にとって、記事風広告はきわめて効果的なものになります。私も本を出版してからは、本を前面に出して、他のクリニックと差別化することによって、集客率を上げています。

15 無料プレゼントで自費希望の新患を集める

従来、増患のツールといえば、口コミ・電柱広告・電話帳掲載などが普通でしたが、今やそれでは、新患者さんを集めるのは不可能な時代です。とくに、自費治療へすすむ患者さんを集めていくには、それなりのテクニックと仕掛けが必要になってきます。

大きな自費治療は、既存患者さんを誘導して、自費に仕向けるものではなく、新たに自費治療を希望している人を集めることのほうが、よほど能率的で効果があります。

ではどうやって、大きな自費希望者を集めていくかですが、その際に大きな武器になっていくのが、無料プレゼントです。「無料小冊子」「無料講演」など、「無料で情報を提供する代わりに、治療は私の医院にきてね」という関係づくりです。

インターネット時代には、メルマガ、ブログといった無料の情報から、無料でダウンロードしたり、無料小冊子を配って、自費希望者を集めることも可能です。広告費は人件費についでウエイトの高いものですが、これからは無料のツールを利用することで、広告費を減らした上に、何倍もの効果が得られる方法を選択していかなければなりません。ただ業者の言いなりにお金を出すのではなく、自分の知恵を絞っていくことです。

16 患者さんに情報を提供する大切さを知る

人間は誰しも損をしたいとは思いません。とくに経営者なら、誰しもムダを省いて効率的にお金を儲けたいと考えています。しかし、必要なものとムダなものを判断するのは、けっこう難しいものです。また、多くの人がムダだと思っているものの中に、宝の山が埋まっていることもあり得ます。その中の一つに情報を提供することがあります。

この情報提供を、ないがしろにしている先生が多いように思えます。人は、自分に得をさせてくれる医院や先生に集まってきますから、「○○先生は、いろいろ役立つ情報を教えてくれる」という信頼関係がいったんできれば、その患者さんたちは、簡単に他の医院に流れることは少なくなります。

それを、自費を選択したら役立つ情報を与えるけど、自費ではないのなら最小限の情報しか与えないという姿勢では、患者さんを遠ざけてしまうだけです。ギブアンドテイクという言葉どおり、まずは自分が患者さんに役立つ情報を提供すること。その行為が無意識のうちに、患者さんからの信用を得ることができ、巧まずして自費を増やすことにつながります。

17 メルマガは路上ライブと同じ

メルマガやブログは、本人が勝手に配信して、見たい人に見てもらうという形式で、まるで売れる前の歌手がやっている路上ライブに似ています。

路上ライブをしている人は、自分の歌の素晴らしさを知ってもらうために、勝手に路上で歌い、聴いてもらいながらファンを増やし、ある数のファンができたら、有料のコンサート会場にきてもらうようにします。そして、お金を払ってでも聴きに行きたいという人がある数を超えると、歌手を職業として営んでいけるようになります。

メルマガやブログは誰でも始めることができます。無料なので、配信することは自由です。そのメルマガやブログでファンをつくったら、その後、有料でも購入してもらえるのかどうかが問題です。ただ単に、無料だから読んでいたというレベルの人は、本当のファンになっていません。ここが職業としてやっていけるかどうかの分かれ目なのです。

メルマガなどで読者をファンにする力がある人は、その道での成功が約束されるといっても過言ではありません。逆に、無料でさえ反応が鈍い場合には、その道のプロになることは難しいといえます。メルマガなどを配信し続けるかは、この一点にかかっています。

18 メルマガを出す意味と出し続ける意味

私は今までに、メルマガを3回出しました。初めてのメルマガは、メルマガによる集客がいわれ始めた頃に、ある人からのアドバイスで、訳のわからないまま出しました。

私は行動力はあるほうなので、いわれるまま素直にやり始めましたが、これがなかなか労力のいる作業で、ただ出し続ければいいといわれても、メルマガを出す理由を自分の中で納得できないと、労力に対して効果が少ないので、そのうちバカらしくなってきました。メルマガを出すことと集客の効果――労力対効果（費用対効果に対応して）が合わないため、結局、途中で止めてしまいました。

昔の職人さんなどは、上の人間からやれといわれたことの意味がわからず、納得していなくても、根性でいわれるままに努力して、一人前の職人になると、その意味がわかってくるといわれていました。しかし、私をはじめ現代人は、まず納得できる理由を説明してもらえなければ、なかなか我慢して努力するということができなくなっています。

数年ぶりにメルマガ発行を再開したのは、メルマガの発行意義が理解できたのと、労力対効果も十分上げられると思ったからで、今も発行を続けています。

では、メルマガやブログを発行する最大のメリットは何なのでしょうか。
それは読者を、あなたのファンにできるということです。もっといえば、読者をあなたの考え方に洗脳できるということです。もちろん、ファンにするためには、あなたがそれなりに役立つ内容のメルマガやブログを出し続ける必要があります。

あなたが歌手や役者のファンになるには、その人の歌を何曲か聴き続けたり、ドラマをいくつか続けて見ることでファンになります。ラジオのＤＪやテレビのトーク番組でも、続けて見たり聴いたりしているうちに、知らず知らずにその人のファンになっていきます。テレビの主題歌がヒットするのは、毎週毎週、同じ歌を聴かされているうちに、いつの間にか視聴者が洗脳されるからなのです。学校の同級生や同じ職場の人同士が恋愛に陥りやすいのは、毎日毎日顔を合わせるから、知らず知らずのうちに警戒心がとれて、いいところを見ようとしてくるからです。

とくにメルマガやブログは、出すほうが先生で、読むほうが生徒のような上下関係になりますから、そのメルマガなどを本当にいいと思っている読者は、二度と離れられないファンになります。読者が患者さんなら、二度と他の医院に行くことはないでしょうし、愛読して尊敬しているあなたのすすめる治療なら、何でもお任せということにもなってきます。メルマガやブログこそ、どんな広告にもできない、安上がりで確実なファンづくりのツールです。

19 育児日記でイメージアップをはかる

院長が、いくら自分のことをフレンドリーでいい人間だといっても、院長のことを知らない患者さんは誰も信じてくれません。自分のことを気難しくて悪い人間だという人は、世の中にはまずいませんから、自分のことを自分で褒めても、誰も信じてくれません。

自分のことを評価してもらうには、他人に自分のことを褒めてもらうことです。「患者さんからの声」を集めるのもひとつの手法です。他にも、積極的に自分のいいイメージアップをはかる方法として、院内新聞かＨＰのブログなどで、育児日記を書くことです。親なら誰でも自分の子どもは可愛いもので、院長の対応も優しくなったり、子どもの年齢まで下がった対応になり、周りからは微笑ましい情景が簡単に想像できるのです。

多くの人にとって、子どもは純粋で、大人にないものを持っていて、心が洗われる気持ちになります。育児日記を読んでいくうちに、患者さんのほうも、この先生は心の澄んだ優しい先生であるというイメージをもってくれて、初診への「初めの一歩」が踏み出しやすくなるでしょう。それに自分の子どもにも、大きくなったときに、この育児日記を思い出としてプレゼントすれば一石二鳥になります。

第4章

トラブルなんかに負けられない

1 診療しづらい時代がやってくる

歯科医師過剰時代には、足の引っ張り合いで、診療もしづらくなってきます。患者さんに前の治療を悪くいうことで、自分のところに来院させようとしたり、自己主張の激しい患者さんが変なことを吹き込まれ、それを真に受けて怒鳴り込んできかねません。

前医の足を引っ張ることでしか、患者さんを獲得できないような歯科医は、いずれ淘汰されていきますが、そういう歯科医が蔓延することで、今まで以上にストレスが増えてきます。歯科医は孤独でストレスの多い職業といわれていますから、自分でストレスの少ない環境づくりをしていかないと、体がもたない時代がすぐそこまできています。

まずは、周りの情報にいちいち振り回されないこと、怒鳴り込んできそうな患者さんの治療は最小限に抑えるようにし、自費治療などには手をつけないことが賢明です。根も葉もないことを患者さんに吹き込むような歯科医には、法的処置をとることも、今後は必要になります。流行っていない歯医者の多くは、自分の治療だけが正しいと信じて、他人の揚げ足を取って偉くなった気になります。国の方針で弁護士も増え、訴訟も増えてくるでしょう。歯科医として、自分の身は自分で守っていかなければならない時代です。

2 開業当初の患者は「きてやっている」と思っている

開業当初は、どうしても患者数が少ないものです。その少ない患者さんの中には、院長の足元を見て、「きてやっている」という態度を、露骨に見せる人もいます。

私のところにも、「先生、開業して大変でしょう。ＭＢ４万円なら、ここで治療してもいいわよ」と、治療代を患者さんのほうから指定してきた人もいました。

レストランでも同じかもしれませんが、有名で流行っていて予約の取りにくい店では、こさせてもらっているという感覚になるのですが、暇そうな店や歯科医院では、患者さんのほうが「きてやっている。ありがたく思え」という気持ちがわいてくるのでしょう。

私の実感では、本を書いていて忙しくなってくると、患者さんの下げる頭の角度が、私の忙しさに比例してより低くなっていきました。これは、どんな有名店のシェフやパティシエも同様の経験をしてきています。

この「きてやっている」と思われる期間が長すぎると、自分自身、仕事に対する情熱も薄れてきます。やはり職人気質の人が多い歯科医は、患者さんに感謝されてこそ「もっと頑張ろう」と思えるもの。１日も早く流行っているクリニックになることが先決です。

3 悪口をいう歯科医は流行っていないか、人間性に問題がある

前述のように、歯科医院も競争が激しくなってきたせいか、患者さんの争奪戦が始まっています。自分の医院に通ってほしいために、前の歯科医院の悪口をいう歯科医が多くなったのは、残念でなりません。

私もその例にもれず、開業したての若い頃は、前の歯科医院の治療にどんな問題があって、自分の治療はどんなに素晴らしいかを、訴えようとしていました。しかしある時、そういう説明をしている自分のことを、患者さんは逆に軽蔑しているのではないかと気がつき、それからは、他人の治療法をけなすことはしないようになりました。

他の歯科医の悪口をいってまで、患者さんを集めようとする医院は、患者さんが少なく、経営的にも苦しい医院が多い、といって間違いないでしょう。同時に、他の歯科医院を悪くいう歯科医が多いから、歯科治療に不信感をもつ患者さんが増えていくのです。

ＨＰの掲示板も同様で、近所の歯科医院の悪口を書くなど、子どもじみたことをやる歯科医もいると聞きますが、社会人としてあるまじき行為で、ただあきれてしまいます。経営が苦しくなると、どうしても人間の醜い部分が出てくるのでしょう。

4 最高の仕返しとは自分が幸せになること

患者さん、スタッフ、同業者などから、いろいろと理不尽な対応を受けることは多々あると思います。そのたびに「クソッ」と思っても、ほとんどの先生は、それを態度に表わさず、ジッと耐えていることのほうが多いでしょう。

殴ってやりたい、言い返してやりたいといった感情は、みんな押し殺して生活しているのです。普通の人間なら、嫌なことは忘れようと努め、前向きに生きていきます。なかには、時間が経って思い出して、怒りが再燃することもあるでしょう。しかし、何かしら仕返しをしたところで、何の解決にもならないのです。

患者さんに対してなら、いつの日か「やっぱり○×先生に診てもらっていた時がよかったな」と思うように後悔させるような、立派な歯科医になればいいのです。スタッフや同業者に対しても同じです。あなたが立派な歯科医になっていけばいくほど、それが最高の仕返しになるのです。

もしあなたが悔しい思いをして、相手への仕返しをしたくなったら、自分が幸せになることです。自分が成長し、幸せになることが相手への最大の仕返しになります。

5 医院の信用がアップするにつれて、患者さんの期待値を下げることもある

開業した当初は、周りの誰も、あなたの医院を信用していません。ただ「新しい歯医者ができた」というレベルのものです。信用がないのですから、無理してでも自分を売り込もうと、患者さんの期待値を上げる工夫をしていくしかありません。

その結果、期待していたわりには大したことがないという評価になり、苦情やトラブルも自然と増えてきます。無理しないと、患者さんも増えないのですから、医院や自分の信用がないときには、打たれ強く辛抱強く耐えていくしかありません。

そうした辛抱の末に、自分や医院に信用ができてくると、その評判を聞いて、患者さんは初めから期待いっぱいで来院されます。その期待値を上げたままでは、治療後の感動が生まれませんから、患者さんの期待値をいったん下げる工夫をするのも一つの方法です。

信用ができた時に期待値を下げる説明をすると、患者さんのほうは謙遜や余裕と解釈したりしてくれます。期待値を下げておいて治療するのですから、苦情やトラブルも減りますし、逆に患者さんを喜ばせたり、感動させやすくなってきます。流行っている医院が流行り続け、患者の少ない医院にトラブルが多いのは、こういう理由からなのです。

6 歯科医院の成長とトラブルは比例する

医院が急成長してくると、それに伴う苦情も必ず増えてきます。院長自身の管理の目が行き届かなくなる、急成長による新しいスタッフの増加、今までいるスタッフの戸惑いなど、いろいろな要因が重なって、苦情として噴出してきます。そもそも患者さんは、わざわざ苦情をいってまで、その医院に通い続けたいとは思いませんから、何もいわないで転院している患者さんは、苦情をいう人の何倍もいるのです。

医院が大きくなり、スタッフも増えてきますと、各人の能力や仕事に対する意識にも大きな格差が生じ、院長の考え方がスタッフ一人ひとりに浸透しにくくなります。

一般的に院長は、医院を大きくしたり、スタッフを増員して、いろいろと将来的な野望を持ってはいますが、それに伴うトラブルは、誰もあまり考えないようです。しかし変化には、それに伴う痛みが必ず生じてきます。この痛みも、時間とともに解決してきますが、成長が大きければ大きいほど、変化が大きいほど、痛みも大きくなってきます。ある時期、実力以上に、運良く成長しても、そのトラブルを解決できる能力が、経営者に身についていなければ、自然に院長の身の丈レベルにまで成長が戻ってしまいます。

7 大人のたかりも増えてくる

子どもの世界では、不良と呼ばれる人間が、喧嘩の弱い子どもや、気の弱い・反抗しない人間に因縁をつけたり、無理矢理お金を奪ったりすることを、たかりといいます。

これは、大人の世界でもあります。食べ物の中に何か入っていたとか、サービスが悪いとか、文句をいって料金をまけさせたり、場合によっては慰謝料をとろうと考えている人間がいます。いわれたほうも、少ない金額なら、揉めたくないし、信用が大切と思って、相手の思うままになってしまいがちです。

社会がすさんできたのか、商品を買った後で、大した問題でもないのに、クレームをつけるのが、最近の傾向となっています。たとえ自分が得することがなくても、自分の憂さを晴らそうとして、相手にあたる場合もあります。商売に傷がつくとか、お客様相手に反抗できないのを知っていて、足元を見て強気でいってくるのです。物理的なことだけ考えれば、確かに文句をいった者勝ちなのです。

とくに中年の男性などは、自分の仕事の経験や、人から聞いたりして、文句をいったほうが得であるということを知っているので、ちょっとしたことにクレームをつけてくる人がいます。しかし、こういうことをすればするほど、その人間の器も心も狭くなってしまうのです。アメリカなどでは、車の事故を起こしたときは、先に謝ったほうが負けだといわれていますが、相手への感謝の気持ちや詫びる気持ちより、目に見える得だけを得ようとしている醜い人間としか思えません。

一度文句をいって、何かをサービスされたり、まけてくれたりすると、すごく得をしたような気分になるのは、お金のない若い時には仕方がないことなのかもしれません。しかし、どこかの時点で、自分の行っていることを反省して、相手に感謝したり、思いやりの気持ちがもてないような人間では、早晩、周りから人が去っていき、いい人生は送れないでしょう。

文句をいわれるほうも、いくらお客だからといって、いいなりになる必要はないのです。反抗しないと思うから、いじめられたり、たかられたりするのです。文句をいわれても、毅然とした態度で、立ち向かっていくべきです。悪質な相手には、断固として引かないという気迫が必要です。

歯科医院も、足の引っ張り合いばかりしていると、たかりのターゲットにされかねません。患者さんには、ていねいで優しく対応するのが基本ですが、筋の通らないクレームをつけてきたら、毅然とした態度で拒否する姿勢を示すことが、歯科医院としての自己防衛策といえます。

8 話し合ってもムダな人間は早めにプロに任せるのも一案

世の中には、話し合ってどうにかなる人間と、話をしてもどうにもならない人間がいます。考え方が全然違うのですから、結局、話し合うだけ時間のムダなのです。

その筋の人は、相手を困らせるような話し合いをするのが仕事ですが、一般人でも、相手のいうことに一切耳を貸さない、トラブルメーカーがいます。一般人でこういうタイプの人間もいるのが、ある意味怖くなります。

よくそうした性格・姿勢で、毎日、生活していけるものだと思いますが、周りにいる人間は、さぞ大変だろうなと同情してしまいます。

他人事のときにはいいのですが、自分が話し合いをしてもムダなタイプの人とトラブルになったときには、それ以上、話し合いの場を持つだけ時間のムダなので、第三者を間に入れるか、弁護士などのプロに任せるほうがいいと思います。降りかかる火の粉を自分で払おうとして、火傷をしたのでは何にもなりません。

患者さんの中にも、歯医者の中にも、こういう人間がたまにいますから、早めにバトンタッチして、自分は仕事に集中したほうが得策でしょう。

9 顧客満足って〝奴隷〟になること？

「顧客満足（customer satisfaction）って何だろう」と考えたときに、お客様のいうことを何でも聞いてあげることかなと考えると、「それって、奴隷？」という疑問がわいてきました。「お金を払ったら、お客様は何をいってもいいのだろうか」「理不尽なことや無理なことを聞かなければ、患者さんは満足してくれないのだろうか」と考えると、何か根本的なところで、考え方に誤りがあるような気がしてきました。

お金を払ったら、何でも許されるわけではありません。お店のほうも、そういうお客は断る権利があります。何でも「はいはい」と聞いていたのでは、奴隷と同じになってしまいます。とくに医療においては、痛みなどを伴うものですから、何でも患者さんのいうことや希望を「はいはい」と聞いていくわけにはいきません。

ホスピタリティとは、患者さんと対等な立場で、癒しを提供することです。こちらを奴隷にしたいと望んでいる患者さんには、早めにお引き取り願って、長く関係をもたないほうが賢明です。奴隷になって使う労力を、他の普通の患者さんに使っていくほうが、ずっと効率的です。これからは、患者さんを断る技術を身につけていくことも必要です。

10 変な患者を避ける方法

①患者さんに過度の期待をさせない

患者さんの期待が高ければ高いほど、その高い期待を満たさない限り満足してはくれません。自分が患者さんの想像を超えたものやサービスを提供できればいいのですが、それができなければ、患者さんの期待値を下げるように説明するしかないでしょう。

来院するまでは大いに期待させ、治療を受ける前には、デメリットを十分説明して、患者さんの期待値を下げ、実際に治療に入ったら、できうる限りのサービスを提供して、満足してもらうのがベストです。初めから、本当に断りたい患者さんには、来院後の期待値をとにかく下げる説明をすれば、どこか他のところへ行ってくれるでしょう。

②お客様は神様ではない

自分の方針に従ってくれて、こちらの提供するものやサービスで、満足してくれるお客のみを選ぶのが、ストレスなく仕事をしていく秘訣です。患者さんが、間違ったことや無理なことをいってくるのなら、診療はそこで打ち切るべきです。

医者は、何でも患者さんのいうとおりにしていたら、医療ではなくなってきます。患者さんを、お金の有無で選り分けているのなら大いに問題ですが、自分の治療方針に従ってくれなかったり、わがままをいうような場合には、後々、責任をとらされるのは、治療を行ったほうなので、信頼関係が築けないような患者さんは断っていくことも必要です。

③（お金に）余裕のない人には、無理に自費をすすめない

たとえば、患者さんの預金が１００万円しかないのに、90万円の治療をするときには、患者さんはそれなりの覚悟をして決断しているのです。それだけ期待して、治療を受けられているのですから、患者さんの期待していることを十分に把握して、その期待が、自分で満足させられる範囲内かどうかを、考えてから治療を考えるべきです。そういう切羽詰まっている人は、治療の満足度を歯科医のせいにしてしまうことが多いのです。

私の考えでは、多くの人の場合、生活を切り詰めてまで、歯にお金をかけることには、少し無理があるのではないかと思っています。私のところは、矯正治療前の治療相談は有料にしていますが、その理由のひとつとして、相談料金を払いたくないくらいに、お金に余裕のない患者さんは、矯正治療を避けられたほうがいいと、考えているからです。

それに、治療費もトータルの料金設定で、治療に入ってからは、お金の話を一切しないようにしているので、ほとんどお金のトラブルはありません。少し、余裕のあるお金で、治療を受ける場合には、トラブルになりにくいものです。

とかくお金や自分に余裕がない人は、人に当たったり、他人のせいにしがちです。

11 マジメな先生は意識して仕事から離れる努力も必要！

物事は一生懸命やればやるほど、悩みも多くなっていくものです。細かい点にまで注意すると、チェック項目も多くなるし、患者さんが多くなればクレームも増えるでしょう。人生において、一生懸命、マジメに取り組むことは大切ですが、マジメに取り組みすぎるがために、逆に行き詰まってしまうことが生じがちです。マジメな人ほど、常に前進することを考えて、休息することを「悪」と考えます。

マジメな人は、放っておいても前進するための努力は惜しみませんから、意識してストップをかけたり、力を蓄える時間をつくるようにしなければなりません。それらの時間をムダな時間と考えるのではなく、大きく飛躍するための充電期間と考えるのです。

そうはいっても、なかなか今までの習慣を変えることは難しいので、仕事が不調で物事が自分の思うようにすすまないときは、神様が少し休めといっているのだととらえ、無理に前進しないで、そこでしばらくの間足固めをすることに時間を使ったり、少し仕事から離れてみることもいいでしょう。大切なことはバランスであって、締めるときは締め、緩めるときは緩めていかなければ、人生という長丁場は持たないものなのです。

12 口下手な人、内気な人こそ文章を書くことで飛躍しよう

私は、なぜコツコツ原稿を書き、ＨＰに追加したり、小冊子をつくったり、本を出版するのだろうと考えたことがあります。それは、ある意味一つの現実逃避であることに気づきました。

診療していて、患者さんに自分の想いが伝わらなかったことへの苛立ち、周りの人間に自分の考え方が受け入れられない鬱積など、自分の想いを原稿にぶつけることによって、自分の中のストレスが発散されていきます。その証拠に、日々満たされているときには、なかなか筆はすすみません。「何でオレのことを認めてくれないんだ」「何でこの治療のよさをわかってくれないんだ」という心の叫びが、まだ見ぬ患者さんや読者に向かってアピールするために原稿を書いているのです。

私は内気な性格のために、自分の想いを、話す言葉で思うように表現できないからこそ原稿を書けるのです。多くの職人の方は、概して口下手の人が多いものです。ですから、今現在、自分に対する評価が低いと感じている方、性格的に内気で引っ込み思案の方は、文章にすることで自分を表現して、飛躍するキッカケにしてほしいと願っています。

第5章

院長は常に頭と体を鍛えておく

1 目立てば、同業者からのやっかみ・妬みが……

周りから飛び抜けた存在になって目立ってくると、同業者からのやっかみが生じ、気分がうっとうしくなってくることもあるでしょう。

同業者の多くは「あいつは、運だけであそこまで行きやがって……」「オレのほうが実力もあるのに……」などといった考えで、目立つ人間の足を引っ張ったりしがちです。頭ひとつ飛び抜けた人と対決することで、一挙に自分を同じ立場にもっていき、今のステージをランクアップさせようと考えている人は、歯科界でもたくさんいます。

成功している人のほんの一部分を見て、「自分のほうが優れているのに、あいつが上にいるのはおかしい」といって、目立つ人間に対抗意識を燃やすのです。多くの人は、そうしたことを態度に示すと、自分が格好悪くなるので理性で抑えるものですが、プライドの高い人間は、自分をコントロールできなくて、自分より上の人間と対決したがります。

こういうタイプの人をいちいち相手にしていたのではキリがないので、無視をするのが一番です。しかし、この手の人は、ストーカーのようにしつこい場合もありますので、専門家に任せて、法的手段を取るほうが早い場合もあるでしょう。

2 妬まれても上昇し続けること

私のクリニックの近くの歯医者に嫌味をいわれて、嫌な思いをしたことがあります。自分のクリニックの患者さんが、私のところに流れていると思い込んで、ここぞとばかりに、いろいろいってきたのでしょう。

そもそも自分のクリニックに魅力がないから、他のクリニックに患者さんが流れるのです。私がそのクリニックの前でビラを撒いて、患者さんを勧誘しているわけではないですし、嫌味をいったところで、自分の気持ちが少しは治まるだけであって、何の解決にもならないのです。逆に、こちらのエネルギーが湧いて、もっと頑張って、そのクリニックの患者さんの流れをこちらに向けるように頑張るぞ、という気持ちにさえなります。

歯科医院に限らず、どの業種でも、近くの同業者に嫌味をいったりする時点で、相手に勝てないと思って、そういう態度に出るのであって、自分のほうが上だと思っている人間は、相手にさえしないものでしょう。

実績が上がってくると、それに伴い、周りからの妬みも増えていきますが、そういう人間は相手にせず、妬みに負けずに伸び続けるしかないのです。

3 院長が威張ることは悪いことか

最近は、上に立つ人間は、下の人間から、少しは偉そうにと思われるのも仕事のひとつなのかもしれないと感じています。スタッフは、医者、父親、上司などには、常に堂々としていてほしいと思っています。見方によっては、威張っている、偉そうにしていると、とられるかもしれませんが、そういった立場の人が、下手に出ることによって、誰に幸せがいくのだろうかと考えるべきです。

ある時期には、スタッフと対等でいることを、恥と思わないといけないのかもしれません。初めは偉そうにするのにも抵抗があるでしょうが、意識して少しずつそう振る舞うようにしないと、いつまでたってもスタッフと対等な人間のままになってしまいます。

偉そうな、威張っている、堂々としている、威厳がある、落ち着きがあるなど、言葉は違いますが、同じ行動に対して、善くも悪くも感じるのは、相手次第なのです。相手の受け取り方などはあまり気にせず、経営者の道を、自信をもってすすむべきです。

周りの人を安心させたり、まとめていくことを優先していくべきであり、それらが満たされた上で、和気あいあいとしていくことは、経営者としての器を大きくします。

4 反復学習なしには本当の実力は身につかない

何かを習得するために大切なことは、繰り返し反復することです。これは、受験勉強・スポーツ・語学の習得など、すべてにおいて当てはまります。

いろいろな教材に手を出すよりも、少ない教材を繰り返し反復するほうが、効果は上がるものですが、人間には「飽きる」という敵が存在するために、同じ教材や同じことを繰り返し学ぶことは、忍耐が必要になってくるのです。

多くの本を読むことよりも、これはと思ういい本を何度も読み返すほうが、その人の血となり肉となるものですが、何度も読んでいて、その先に書いてあることがわかっている本を読み返すのは、楽しくないのです。そのため、共鳴を受けた人の別の本をたくさん読むことによって、その人の考え方を習得しようとします。

すべてのことは、繰り返しによる反復がなければ身につきません。「飽きる」という敵を退治する工夫を上手にやった人間だけが、多くの知恵を獲得できるのです。「これはいい」という本、セミナー、人物などに出会えたら、それらを反復して学習していくことです。そういう出会いは、そう多くはないでしょうから、大切にして反復してください。

5 先に投資するから回収する貪欲さが沸いてくる

一般的には役立つ情報を得るためには、セミナーにしても、本にしても、先行投資としてお金を払うから、一つでも役立つ情報を得て〝元をとるぞ〟という気持ちになるものなのです。タダで得た情報やセミナーなどには、聞く側に貪欲さがなくなりますから、得るものも少なくなってくるのは当然です。

私は原稿を書くのは趣味みたいなものなので、思いついたことがあれば日々書き溜めています。新幹線はグリーン車を利用しますが、グリーン車に乗る以上は、ただ眠っていたのではもったいないので、いい原稿を書くぞという気持ちで、思いきり原稿を書いています。世の中たいていのことは、気持ちの持ち方次第でどうにでも変わってきます。同じ授業を受けていても、1万円払った人間と、招待された人間では、気合いの入り方が当然違ってきます。

とくに、若い時にはどんどん自分に投資して、知識を吸収することです。タダで何かを得るのが当たり前になってくると、先行投資という経営の基本概念が、その人の気持ちの中から、消えてしまう危険性も秘めています。

6 本物を見抜く力が時間を有効にしてくれる

「人間には平等に24時間与えられていて、その時間をどう使うかで人生が決まってくる」といったことを、あちこちの本で読みました。また、若い時には時間はあるがお金がない、歳をとってくるとお金はあっても使う時間がないという話もよく聞きます。

私は、常に効率を考えて仕事しているタイプなので、けっして要領の悪い人間ではないのですが、最近はとにかく時間が足りないと感じています。書店へ行くと、読んでみたい本がたくさん並んでいます。セミナーも同じです。しかし、いつも時間的に可能かどうかで悩んでしまい、たいていの場合には断念してしまいます。

人を雇って任せたり、外注などで自分の時間を作り出そうと、いろいろ工夫はしているつもりですが、一向に時間的に余裕がもてないのです。そういう状況で感じることは、何を捨てる代わりに何を選んで時間を使っていくかということです。

インターネットでは、人の興味をひくものも多く、簡単に多くの時間を浪費してしまいます。時間を浪費しないように、時間管理をきちんとして、何に時間を割くかという、本物をかぎ分ける力が、その人の将来を決めていくように思えます。

7 多角的に物事を見られる人間が成功する

メジャーリーグは力対力の勝負で面白いが、日本の野球は小技が多く見ていてつまらないという解説者がけっこういます。こんな一方的な見方が、テレビなどのメディアを使って伝えられるから、子どもたちは誤った情報で教育されてしまうように思います。

メジャーリーガーは、いかにも直球（ストレート）しか投げないかのような伝え方をされますが、直球だけの対決が楽しいのならば、変化球を禁止するか、1人のバッターに2球までしか変化球を投げてはいけないというルールに変更すればいいのです。

直球だけのルールになれば、野球は体力的に恵まれた人間だけのスポーツになってしまい、体の小さな選手には、工夫のしようがなくなってしまいます。

このことは、何も野球に限ったことではありません。

歯科医院経営における直球は、院長の歯科技術や治療レベルに例えられます。歯科技術や治療レベルを上げる努力をすることは大切ですが、世の中はスピードガンのような、客観的なスピードを計測して優劣をつけるものとは違います。学校の成績のように、点数が付けられるものでもありません。

いくらスピードはあっても、ストライクが入らないノーコンのピッチャーでは試合にならないのです。よく四球ばかり出して、バックの意欲をそいでしまうピッチャーがいますが、野球は９人でやるものです。ピッチャーが四死球ばかりで自滅すると、バックのリズムが崩れ、攻撃にも大きな影響を与えます。バックを信頼し、打たせてとる省エネ投法はそれなりに意味があるのです。

歯科技術や治療レベルにばかり目がいって、患者さんという相手がいることを忘れている歯科医が多いように思います。さらに、バックにいるスタッフのことも考える必要があります。

直球は普通の速さなのに、コントロールが良かったり、変化球とのコンビネーションが良くて相手を抑えるピッチャーを、もっと見習うことです。歯科技術の向上とともに、自分の治療や、自分をより大きく見せる工夫をして、総合的に患者さんに評価されるクリニックになっていくべきです。

逆にいえば、いろいろな評価基準があるからこそ、やり方さえ工夫すれば、誰にでも成功するチャンスがあるということなのです。一面的なものの見方しかできない、一つのことにこだわりすぎて、他が見えなくなっているようでは、この厳しい状況を乗り切ることはできません。

8 〝気づき〟の正誤で医院経営は大きく違ってくる

ある日、電動自転車を持っている人が「電動自転車は、おばさんくさくて盗まれなくていいわよ」といっていました。私の頭の中では、以前、電動自転車は高価で便利で盗まれやすいから注意したほうがいい、ということを聞いていたので、この会話がどうしても頭に引っかかって議論しましたが、結局、結論は出ませんでした。これは、同じ事実に対してどう結論づけるかが、人によって全然違うものなのだというよい見本です。

患者さんが増えたり減ったりする場合にも、その事実から、院長は何が原因で、そういう結果になっているかがわかれば、対策を立てやすく、さらなる繁栄が期待できます。しかし、その推測する原因が見当はずれの場合には、悪化の道をたどることになります。

この〝気づき〟が正しいかどうかで、人生は決まってきます。正しく気づけば、思うような結果が待っていますし、誤った気づきの場合には思うような結果は得られません。

経営は〝予測し、行動し、結果を分析する〟の繰り返しですから、分析する能力の違いが結果に大きな違いをもたらします。「なぜ?」「なんで?」と考えることが、経営での第一歩になってくるといえます。

9 悩みや問題点を文章にすることで新たな気づきが生まれる

昔は何か悩み事があると、友人などに電話で相談してグチったりしていたものですが、電話しているときはすっきりしても、電話を切ってしばらくすると、また同じような悩みが頭に浮かんできます。酒の力を借りてグチっても、次の日には逆に自己嫌悪に陥ります。自分の中で何も解決していないから、時間が経つと元の状態に戻ってしまうのです。

私はその解決法として、とにかく文章に書くことをすすめています。多くの人は、すでに自分の中に解決策を持っているのに、顕在意識では気づいていないのです。そして、同レベルの友人では、その気づきを支援してもらうには無理があります。

紙に文章を書くのは、言葉で話すのと違って形になりますから、前後の文脈において筋が通っていない、自分が読んで矛盾しているようなものは、他人にも説得力がないので、書きながら矛盾に敏感になってきます。そうやって書きすすめていくうちに、頭の中が整理され、潜在意識が働き始め、自分で解決法に気づくことが多くなります。

書くという行為は、形として残る、気づくキッカケになる、潜在意識が働き始める、他人に自分の考えを知ってもらう、ＨＰや小冊子にできるなど、多くのメリットがあります。

10 事実は不変でも解釈の方法は千差万別

私は唯一の妹を、難病のために38歳で亡くしています。それはとても悲しいことでした。しかし、前向きに生きていくためには、妹の死でさえも、それをエネルギーにしなければなりません。もっと生きたかった妹の分まで生きていかないと、妹に申し訳ないという気持ちで、今まで以上に頑張って生きていこうと決意を新たにしたのです。

生きている間には、人生においても、仕事においても、望ましくないことは生じてきます。その時に、その望ましくない事実でさえも、プラスの行動へのエネルギーとして昇華していく工夫が大切です。その原動力になるのが〝夢〟だと思います。

私自身、人生においてすべてをプラス思考に考えることはできませんが、こと仕事に関しては、たいていの望ましくない事実でさえも、仕事をしていく上でのエネルギーとなるようなモチベーションへと変えていきます。負のエネルギーが強ければ強いほど、考え方を工夫することによって、正のエネルギーに変換できるのです。

これは習慣であり、訓練によって考え方の工夫が上手になっていきます。負のエネルギーが強ければ強いほど、それを正のエネルギーに変換できれば凄いパワーになります。

11 仕事は溜まってくるとやる気が失せるもの

多くの仕事をこなさないといけない立場になって気づいたのは、仕事は溜まってくると、やる気が失せてくるということです。これは借金と同じで、借りたときは返そうと思っていても、日にちが経ってくると、お金の返済が億劫になってくるのと似ています。

仕事が発生した瞬間に、その仕事をこなすことが、実は一番ストレスのない解決手段です。１時間、１日、２日と時間が経つにつれ、大した仕事でなかったことが、時間とともに大変な仕事のように感じられてしまうのです。

後回しにする仕事ほど、どんどんやりたくない仕事に変身するようになります。食後の皿洗いを考えてください。すぐに洗えば大した仕事ではないのに、全部を溜めてから、能率よく洗おうと考えてしまうから、とても億劫になってきます。

今できる仕事は、今行うべきで、今日できる仕事は、今日するべきです。それは誰のためでもありません。後で、自分が辛くなるから、自分のために早く仕事を片付けていくのです。仕事をしていく上で、能率や優先順位を考えることは、大切なことですが、すぐに片付けられる仕事は、能率を考えている間に、とっとと片付けたほうが賢明です。

12

仕事が増えると即決する能力が身につく

他人と話していてよく感じることは、何でこんなことが即決できないのかということです。私ももともとは優柔不断なタイプで、決断力のあるほうではなかったのですが、自分のクリニックを15年経営し続けているうちに、日々決断すべきことが多すぎて、重要でないと思えることや、どっちに決めても大差のないことは、即決する癖がついてきました。

というのも、決断しないといけないことや悩むことが多くて、小さい問題は悩んでいる時間がもったいないので、その場の直感で決めていました。そして、いくつかの問題を即決して物事がすすんでも、とくに困ったことも起きないので、ますます即決する癖がつくようになりました。決断が必要な場面で、多くの場合はどっちを選んでも大差がないことに気づき、本当に悩む価値のある問題だけを選んで悩むようになってきたのです。

院長は、日々いろいろな問題を解決するのが仕事です。クリニックが成長すればするほど、スタッフの問題、患者さんの問題など、問題も増えてきます。それを即決できなければ、問題ばかりが増えて、動きがとれなくなります。即決する能力は、仕事が増えれば否が応にも身についてくるものです。

13 考える仕事のウエイトを高めよう

私は1日のうちで、どれくらい「考える仕事」に携わったかで、1日の充実感が決まってきます。体を動かす仕事では、充実感を得ることができません。偉そうなことをいわせてもらえれば、誰でもできる仕事はしたくないのです。自分にしかできない、自分の考え方がすべてである仕事をしたいのです。

単純作業なら、雇っている先生やスタッフにでもできます。単純作業は、時給いくらという人がやればいいのです。スタッフの中には、私の場合とは逆で、考えないで済む単純作業を好む人も大勢いるのですから、適材適所で仕事を分担していけばいいのです。

経営者には、日々考えないといけないことが山積みされているのですから、単純作業に割く時間は、極力少なくしていかなくてはなりません。

これまでの歯科医は、診療だけしていれば経営的に成り立っていましたが、これからは診療以外にも、経営やスタッフ教育、歯科技術の勉強など、多くの考える仕事をしていかなければならなくなってきています。忙しい診療の合間を縫って、少しでも多くの考える仕事に精を出すことで、周りの歯科医院に差をつけられるのです。

14 仕事（攻め）も家庭（守り）も大事にする

学生の頃は、勉強さえ頑張っていれば褒められました。社会人になってからも、仕事で頑張ることは、まず100％他人からは褒められることでした。

仕事を頑張るということは、自分のため、患者さんのため、家族のため、社会や国のためなど、すべてにおいて喜ばれ、賞賛されることだと信じていました。しかし、結婚して家庭を持つということは、仕事だけしていればいいという環境ではなくなってきます。

一昔前の大家族の時代には、男は仕事だけやっていればいいという時代があったものの、今の時代には、そういう考え方でいますと、家庭は崩壊してしまいます。

仕事で大成功している人の家庭では、家族の関係がうまくいっていないということが、よくあります。金銭的には、何不自由ない生活をしているのに、心のつながりは冷めきっているという場合が、少なからずあるのです。

経営者にとって、やるべきことは山ほどあります。そのため、少しの時間でも仕事に関係することをやりたいというのが本心で、大きなお金が入ったら、それをすべて医院や仕事に注ぎ込んで、医院をもっと発展させたい、もっと大きくしたいという野望をもつのは当然かもしれません。

経営とは〝戦い〟です。歯科医院も、この〝戦い〟の真っ只中にいます。院長としては、ひとつうまくいけば、さらにワンランクアップと考えるのは、自然の成り行きです。しかし、仕事だけに目線がいっていますと、気づいたときには、家族との関係が修復不可能になっていることも十分にあり得ます。

もし自分が仕事から目線をはずしている間に、周りが追い抜こうとしてきたらと考えると、もっと仕事がしたい、もっとお金を仕事に注ぎ込みたいという、焦りの気持ちがあって当然なのです。しかし、そう思えば思うほど、「それを、家族はなぜ理解してくれないんだ」というジレンマが生じるでしょう。

仕事が〝攻め〟の場であるとしたら、家庭は〝守り〟の場です。しっかりした〝守り〟があるから、家庭が円満であるから、安心して仕事に集中できるのです。どんなに忙しくても、家族に対する時間・お金・思いやりを毎日少しでも使っていくべきです。家族に対して十分な時間がとれないときには、思いやりをもって話し合うことも必要です。

もちろん、経営者にとって、仕事に傾注でき、家庭も円満である、そのバランスを考えながら仕事をしていくことは、とても難しい問題です。それを乗り越えるのが現代の経営者の条件です。

15 40歳をすぎたら体力維持の大切さを知る

起業や独立が、歳をとってからでは難しい要因の一つに、体力の衰えがあります。若い時は、徹夜しても平気な体力があるのに、歳とともに無理のきかない体になってきます。歯科医師のピークは、30～40歳台だといわれますが、保険治療においては、体力の衰えが顕著に売上げの低下に結びつきます。暗い口の中を、無理な姿勢で治療する歯科医師の場合、とくに目と腰を悪くする方が多いようです。

歯科医師という職業は、薬を出せばいいという職業ではなくて、自分の体を使って働くわけですから、体力を維持していくことは、1日でも長く、歯科医師として働いていくためにきわめて大切なことです。それは表面的な問題だけでなく、体力があると、困難に直面したときに、前向きなプラス思考ができるのに、体力がなくなると、同じ問題に対してもマイナス思考になってしまいがちになります。

「健全な肉体に健全な魂が宿る」といわれますが、物事をプラス思考で考え、困難に立ち向かっていくためには、健康が必要不可欠です。40歳を過ぎたら、肉体的な管理に対する比重を高めていくことは、歯科医にとってある種の義務であると考えるべきです。

第6章

チャレンジ精神こそ、最大の武器!

1 新しいことにチャレンジするときの心構え

新しいことを始めるとき、何かに挑戦するとき、自分にはできるという思いとともに、何となく臆病風も吹きます。

先のことは誰にもわからない以上、仕方のないことです。たとえ、どんなに強気で、プラス思考の人でも、体調が悪いときには、弱気になってしまうものです。強気一辺倒の人なんていません。弱気になったときには、最悪のことを受け入れる覚悟ができれば、思いきって第一歩を踏み出すことができます。

新しい事業を始めるときに、お金に余裕があって始める人は、ほとんどいないと思いますから、〝何が何でも成功してやるぞ！〟という気持ちの他に、たとえこのお金が消えても、何かを得て必ず再起するという決意も必要です。

新しいことを始めるときに、いいことばかりを考えるのではなく、最悪の覚悟ができていれば、後は怖いものはないのです。遅かれ早かれ絶対に始めたいと思っていることならば、たとえ失敗したとしても〝何かを得てやるぞ〟という覚悟があれば、勢いに任せてスタートすることです。

2 何かを始めようとすると必ず困難がやってくる

私の場合、何か新しいことを始めようとすると、必ず何らかの試練がやってきます。それは、今からスタートしようとすることへの、神様からの「気を引き締めて、心して取り組めよ。甘いもんじゃないぞ！」という最終通告だと、私は思っています。

何の危機感もなく、物事を甘く考えてスタートすれば、いつかは必ず失敗してしまうので、緊張感をもって、慎重に事に当たらせようとしてくれているのです。初めの試練が大きければ大きいほど、後で大失敗をすることもなく、大きく飛躍もできます。

何かをスタートする直前は、不安な気持ちが芽生え、いろいろな問題も発生して、毎日イライラして、周りの人にも当たってしまいがちです。そういう試練を一つずつ乗り越えることで、経営者としての器が大きくなっていきます。試練に対する免疫もできて、次に何かの困難に遭ったときには、同じくらいの試練では、びくともしなくなります。

物事は、うまくいかないのが普通だと心して、うまくいかないときに、苦しみながら、どう対処するかに知恵を絞るのがリーダーです。経営とは、目の前に現れる問題点を一つひとつ解決していく、その積み重ねです。

3 まず「できる」と信じよう

パソコンの打ち込みの速い人を見ると、神業のように感じますが、実際に自分がやってみると、そこそこはできるようになるものです。人は「できる」と思うことは、たいていのことはできるようになります。できないとしたら、できる自分をイメージできなくて、諦めてしまうからです。

「開業しよう」「新しい診療科目を取り入れよう」「スタッフをあと2人増やして、医院を大きくしよう」などと考えたとき、「でもな、オレにはムリかな?」という、弱気の虫が生じたら、一歩踏み出すのは難しくなります。

格闘技などでは、勝てると思っているときには、力が100%出ているのに、勝てないかもしれないと思った瞬間から、発揮できるパワーが減ってしまいます。「できる」と信じれば、パワーが出るのに、不安を感じたり、マイナス思考に陥ったりしてできないかもと思うと、その瞬間から、できない理由を考え始めるのです。

プラス思考という言葉がよく使われますが、プラス思考というのは、自分は「できる」と信じて、できるイメージを持ち続けられることです。

4 逃げれば恐怖は大きくなり、向かっていけば恐怖は消えていく

誰だって辛い思いはしたくないし、人と争いたくないし、嫌な思い、恥ずかしいことはしたくありません。ラクして楽しく生きていたいものですが、そうは問屋が卸しません。しかし、嫌な思い、辛い思い、恥ずかしい思いをしながら、前にすすんでいると、少しずつそこに楽しみや生きがいができてきます。

前にすすむには、強い風が邪魔をしますが、風を背にして逃げれば、風は追い風になって吹き飛ばされてしまいます。何か嫌なこと、争い事があって、それを避けて通りたいときに、自分に非がないのなら争い事にも、堂々と受けて立つつもりで向かっていけばいいのです。

生きていく上で、もっとも大切なのは勇気です。勇気がなくなれば、人間は生きていけません。といって、一朝一夕に勇気は身につけられるものでもありません。強い人間になる必要はありません。勇気の出る考え方のできる人間になればいいだけなのです。

何事においても、逃げ出そうとする自分を見つけたら、「逃げれば勇気を失う、勇気を失えばすべてがなくなる」と、自分に言い聞かせることが大事です。

5 恥をかいてもやろう、そして成功したいと強く望もう

いくらいいアイデアがあっても、それを実現するためにトライしなければ、机上の空論に終わります。そうした姿勢では、実際にはうまくいく確率のほうが少ないものです。それでもやってみなければ、成功することはありません。成功するためには、トライし続ける執着心をもつことです。

「失敗に慣れろ」「失敗を恐れるな」とかいわれても、誰だって失敗したり、恥をかいたりして、平気な人間なんて一人もいません。

人生はサッカーのシュートと同じで、いくらシュートを失敗しても、一度でもゴールを決めることができればヒーローになれます。私たちの人生においては、野球のように打率が大切なのではなく、サッカーのように、多く失敗しても、そのうちの何回ゴールできたかが評価されるのです。

成功するとは、多くの場合、人のやってないことや、人の嫌がることをやっていくことですから、そう簡単にうまくはいきません。失敗することへの羞恥心・恐怖心以上に、成功したいという執着心の強い人だけが、トライの一歩を踏み出せるといえます。その一歩

が成功への種蒔きとなります。

ボンボンの2代目にダメな人間が多く、貧しかった人のほうが成功するケースが多いのは、成功への情熱、執着心が、失敗の恐怖心を大きく上回っているからです。といっても、そういう人たちに、失敗への恐怖心や羞恥心がないわけではないのです。ただ失敗すると後がないので、必死になって考え行動し、他人のアドバイスにも耳を傾け、失敗の恐怖を少なくする努力をしています。

行動するというメリットは、他にもいろいろあります。

〃失敗に学ぶ〃ことです。たとえ行動して失敗したとしても、〃なぜ失敗したのか〃を分析することで、何冊もの本を読んだりする以上に、知恵を吸収するのが早くなります。行動し失敗し学ぶことで、何もしなかったときより、多くを学ぶことができ、時間の節約にもなります。パソコン関連の本を読んで勉強して、知識を習得してからパソコンを買おうと思うよりも、実際にパソコンを買って体験しなければ上達はしません。

〃習うより慣れろ〃です。陸で水泳を練習するくらいなら、泳げなくても水に入ってみることのほうが大切です。考えるだけでなく、始めてみることによって、今まで見えなかったことや、改善すべき点が見えてくることが圧倒的に多いものです。

頭でする勉強よりも、経験を通して心でする勉強のほうが圧倒的に上達が早いのです。

6 先行投資できる人が成功する

ビジネスにおいては、先行投資なくして成功はありません。成功するという結果が先にわかっていて始めるのではなく、始めてみて結果的に成功することがほとんどです。

人に対しても同じです。相手が何かしてくれたらお返しをするというのでは、いつまでたっても信頼や友情は芽生えません。先に相手に何かをしてあげることによって、後日、何かの時に力になってくれたりするものです。まさにギブアンドテイクで、先に与えることが成功の秘訣と考えましょう。

もちろん、先行投資は必ずしも成功するわけではありません。たとえば、医院のために頑張ってくれると思って、給料を上げても、中には何も感じない人もいます。こちらが一生懸命尽くしても、自分勝手に生きる人に投資したら、何も見返りは期待できません。

それは、そういう人を選んだ人の責任なのです。しかし、もともと投資というものは、あまり期待せず、どうせムダになるだろう、損してもいいやぐらいの気持ちで始めるべきものです。とくに人間への投資は、忘れた頃に、見返りがあるぐらいに気長に考えることが大切です。

7 怒りは最大のエネルギーとなる！

人が何かを始めるときに、周りは必ず否定的なことをいいます。「世の中そんなに甘くない」とか「そんなことできるわけない」……など。これは、本当にそう思っている場合と、自分ができないことにチャレンジされるのが悔しい嫉妬心からの場合とがあります。

他人は、こちらが期待するように、応援をしてくれることはまずありません。むしろ、こちらが聞きたくないような否定的な話ばかりをいってきます。そんな時、いくらその人に反論しても意味がありません。逆に、そのストレスを自分へのエネルギーにすることです。自分のことを失敗すると思っている人間を見返すには、成功するしかないのです。

怒りは、人を動かす最大のエネルギーになり得ます。辛いとき、投げ出したいときに、自分が失敗すると思っている人間を思い出して、「なにくそ、絶対に負けるもんか」と自分を奮い立たせる起爆剤にすることです。ラクがしたい、現状に甘んじていたい、と考えるのが人間で、それを打破してくれるのが怒りのエネルギーです。

嫌なことや怒りが沸いてきたときに、それを自己向上へのエネルギーに変えていくことです。怒りという粗大ゴミを、有効にリサイクルし、より一歩前進する力とするのです。

8 成功したければ孤独に耐えよう

経営者だけでなく、スポーツ選手、俳優、コメディアンなど、どんな職種の人でも、成功するまでは孤独に耐えて頑張っています。成功するには、人より努力し、人の気づいていないことをやり、多くの人と反対の方向を歩いていく場合も多いのです。周りの人間と、和気あいあいと楽しく生きていきたいのでは、その他大勢の人間になってしまいます。

何かあるとすぐに、周りの普通の人に相談しているようでは、あなたも普通の人になってしまいます。相談する相手が、自分より優れている人なら別ですが、多くの人に賛成してもらおうと考える時点で、成功の確率は減ってきます。誰に相談しても賛成してくれるような、ありふれたアイデアでは、大きな成功は勝ちとれません。

他人より成功するためには、他人と同じ時間の使い方をしていたら結果も同じになります。大切な時間を、みんなと同じように飲み会に付き合わされていたのでは、勉強する自分の時間が確保できなくなるからです。みんなとワイワイやるのは、ストレスの解消にはなっても、新しい自分を作り出すことはできません。

イチロー・松井・野茂など、メジャーリーグでも一流といわれている人は、みんな付き合いが悪くて有名です。彼らにとっては、グチやムダ話をしているくらいなら、練習したいと思っています。人よりいい思いをしたければ、それだけ努力し、辛い思いもしなければなりません。成功の〝いいところ〟だけをとることはできないのです。

たとえば、脱サラして独立したいのならば、みんながくだをまいているときに、独立のための勉強をしなければ、いつまで経っても独立することはできません。時間だけでなく、和気あいあいの中にまじって会話をしていると、その人の独自性・想像力が一般化して、平凡なものになってしまうからです。いいアイデアが、周りの人の常識によってダメにされることはよくあることです。

野茂やイチローのフォームが、コーチによってぐちゃぐちゃにされていたら、今の彼らは存在していないでしょう。逆に、イチローが独自の練習方法やタイミングのとり方を説明しても、周りの人には独創的すぎて理解できなかったりすることが多いでしょう。

普通の人より突出しているような人は、その他大勢の人と、同じような考え方をしていないことが多いもので、常識といわれているようなことでも、自分の頭で一度考えて、それは本当に常識なのかを疑ってかかります。そのような一見変わり者のように思われる人は、人とワイワイ話すことは、自分の考え方が否定されるので、むしろ孤独を愛するようになっていくのです。孤独には、人間の本来持っている力を磨いてくれるパワーがあるのです。

9 買ってでも苦労することで、人間に幅ができる

スポーツでの筋肉は、毎日負荷をかけ続ければ、それ以下の負荷では、ビクともしない免疫ができてきます。負荷をかければかけるほど、もうダメだと思ってもなお負荷をかければ、より美しい筋肉を作り出します。軽い負荷をたくさんかけてもダメで、今までより重い負荷をかけることによってのみ、新たな筋肉がついてくるのです。

苦労も、もうダメだと思えるぐらいの苦労ほど、人間としての魅力を作り出してくれます。新たな苦労が生じたとき、今までと同じ程度の苦労なら、どうにか解決でき、それ以下の苦労なら、難なく対応できるのです。今まで経験したことのないレベルの問題に対しても、今までの知恵にプラスして試行錯誤することによって、どうにか解決でき、それがまた新たな免疫やパワーを形成してくれます。

人間は、生きているあいだ、体を動かさないといけませんが、続けて運動していれば、いつまでも自由に体を動かせるようになります。同じように、生きているかぎり、いろいろな問題に遭遇します。普段から、買ってでも苦労するくらいの気持ちをもっていれば、たいがいは乗り切れます。とくに若い時には、苦労を買ってでもする姿勢が必要です。

そうはいっても、できれば苦労は避けたいのが人間です。ただの苦労は苦痛ですが、苦労の向こうに大きな夢や希望を描くことで、苦労が楽しくなってくることもあります。辛いときこそ、自分の夢を明確にして、その夢への想いを強くするキッカケにしていくことが大事です。

運動は、毎日少しずつでも続けながら、時にはハードにやるのがベストですが、苦労も毎日少しずつ耐えて、時には大きな苦労を乗り越えていくことで、人間に幅ができ、器が大きくなります。物事がうまくいっているときほど、有頂天になりがちで危険です。自ら一段高い目標を掲げ、たえず苦労を求めて挑戦していく勇気を持ちたいものです。

弱音を吐きたい気持ちを抑えて、相手より（または昔の自分より）やせ我慢できたことを、喜びとするくらいでちょうどいいのです。大きい苦労を受け入れられる自信や強さが身についたら、小さな苦労なんか大して問題になりません。多くの修羅場をくぐり抜けることで、何らかの経営哲学・人生哲学のようなものが生まれ、それが大切な財産になり、その後、ピンチを迎えても動じない精神力が培われてきます。

そもそも、生きがいというものは、目標をもって途中の壁や、苦難に立ち向かって、それを乗り越えるときに感じるものです。逆境の時には、そこから逃げるのではなく、逆に立ち向かっていくほうが、はるかに早く解決策は見つかるものです。そして、一つひとつの逆境を乗り越えることによってのみ、自分に自信がもてるようになるのです。

10 人間は自分で失敗しなければ本当の学習はできない

人類は長い間、同じ過ちを繰り返して歴史が成り立っています。歴史は繰り返すといいますが、人間一人ひとりも、自分自身で痛い目にあわないと、本当に身につきません。

たとえば、お金や名声があれば幸せになれると信じて、実際にそれを手に入れた人間が、お金で幸せは買えないことがわかったといっても、それはその人が経験して感じていることで、経験してない人は、お金があれば幸せになれるはずだと考えることでしょう。

経営の神様・松下幸之助氏が成功者だからといって、その帝王学を子どもや周りの人に譲り渡すことができないのは、松下幸之助氏と同じ失敗をして、同じように多くの経験を経て学ばなければ、言葉だけでは、その本当の意味を知ることができないからです。

本を読むことは、成功するためには必要ですが、その本質を理解するためには、行動に移して試行錯誤することです。すべてにおいて成功したくても、たいていは失敗するようになっているのですから、ひとつの失敗から、少しでも多くの教訓を得ていくべきです。

〝負けて覚える相撲かな〟といわれますが、失敗をしないことがいいのではなく、失敗から何を得るかで、その後の人生が違ってきます。

11 今しようとしていることに大義名分はあるか？

人間は弱い生き物で、何かを始めようとするときに、放っておくとついつい弱気になったり、逃げ腰になってしまうものです。周りの人間も、弱気にさせるようなことを平気でいってきます。その時に、自分のやろうとしていることは「私利私欲のためではない。世のため、人のためになることをしようとしているのだから、批判は甘んじて受け入れよう」という強い想いがあれば、後は怖いものは何もありません。

〝多くの人のためになることをやろうとしているんだ〟という大義名分は、自分を奮い立たせ、力と勇気を与えてくれます。戦国時代の大名は、事を起こすときには、大義名分をつけて、相手と戦ってきたのです。私利私欲のための戦争のときでさえ、〝人を傷つけるためではない、国のため、未来の子どもたちのために立ち上がって頑張っているのだ〟などと理由をつけて、自分を鼓舞しています。

こうしたことでさえ、自分勝手な論理で大義名分をつくって生きてきているのですから、真に世の中のためになることを行うときには、それが後押しして大きな力を発揮させてくれます。自分にとって大義と思えるものがあると、強い意志をもつことができます。

12 収入が減ってイライラしてきたら……

医院の収入が減ってくると、ほとんどの先生は、将来に不安を感じて、気持ちに余裕がなくなってきます。今までやってこれたのだから大丈夫だろうという気持ちと、このまま減収してダメになったらどうしようという不安な気持ちが入り乱れてきます。お金というものは、凄い力をもっているものでもあります。

危機感をもって、全力でぶつかっていくことは大切なことですが、どうやっても自分は生きていけるという、たくましい度胸を養うことも大切です。経営が順調でないときは、今は、心・技・体とすべてを鍛える時期と考えるべきです。お金は加速さえつけば、いくらでも入ってきます。

運だけで一発屋のようなお金が入るより、今は、土台づくりと心して、足腰をしっかりすることに力を入れれば、息の長い成功を獲得できるようになります。

お客が減っているときは、神様が〝何かが間違っていますよ〟というサインを送っているのです。苦労は買ってまではなかなかできないのですが、与えられた試練は、いろいろと考え行動することで、その後の大きな飛躍につながる場合が多いものです。

「修養、これ人生」であり、一生かけて心・技・体を鍛えていく義務が人間にはあるので、ラクをしたければ、毎日鍛えて慣れるしかないでしょう。大切なことは、たとえゼロから再スタートしても、生きていける技術と精神力を習得することです。

患者さんがこなくなったときには、新しい患者さんを呼び込もうとジタバタするのではなく、今きている患者さんをこれ以上減らさないように、全力を傾けるべきです。ここは、耐えることに全エネルギーを費やすのです。そういう状況では、無理して宣伝費をかけてもムダになるだけです。

一方、チャンスと踏んだら、さらに患者さんが増えるように、追い討ちの宣伝攻勢を仕掛けるのが有効です。余裕があるときに宣伝にお金をかければ、より大きなチャンスを得ることにつながります。攻めるときこそ、心に余裕が必要なのです。

ダメなときには、お金をあまり使わないで、合理化・倹約・節約に知恵を使います。ピンチの後には、もう一度ピンチがくるものです。それを乗り越えることで、チャンスをつかむことができます。

スランプのときには、何をやってもダメです。他人はいろいろ知ったかぶりで、わかったようなことをいいますが、結局、自分自身で、答えを見つけるしかありません。ジタバタしたり、もがき苦しんだ状況から立ち直ったときに、その苦労がその人にとって、かけがえのない財産になるのです。

13 人よりいい思いをしたかったら、嫌なことにも耐えよう

何かを得るためには、多くの犠牲を払わないといけません。ひとつの成功を求めるには、多くの失敗をして恥をかき、お金を失い、嫌な気分も味わなければなりません。それを受け入れられる人だけが、成功への切符を手にできます。

経営者になる、院長になるということは、すべての責任をとって、泥まみれ、汚れ役になるという覚悟が必要です。その代償として、お金や尊敬、権力などを得ることができるのです。外車に乗る、高収入を得る、人から頭を下げられる、「社長」や「先生」と持ち上げてくれる……これらは、経営の一切の責任をとるという覚悟の代償なのです。

一方、倒産して首をつることになる可能性も受け入れる必要があります。経営者や院長になった以上、嫌なことがあっても、人よりいい思いをするためと思って、プラスに考えていくことです。

普通の人が「明日から頑張ろう」「今日はこれぐらいでいいだろう」と考えるところを、成功する人は「もう少しだけ頑張ってみよう」「ちょっとだけ無理してみるか」の積み重ねが、積もり積もって大きな差になります。ローマは一日にして成らないのです。

14 大変だけどやるしかないと考える

「人の一生は重荷を負うて、遠き道を行くがごとし。急ぐべからず。不自由を、常と思えば不足なし。心に望み起こらば、困窮したる時を思い出すべし。……」といったのは、徳川家康です。そういう覚悟ができていれば、何が起きても右往左往しなくなります。青天の霹靂のようなショックを受けても、覚悟の上ですからたじろぎません。

子どもができたときに、子育ては大変なものだと思っていた人と、子育てを甘く考えていた人とでは、同じ状況が生じても、受け止めるストレスが大きく違ってきます。結婚も仕事も同じようなもので、甘く考えていると、後でしっぺ返しが必ずきます。

「大変だけどやるしかない」という背水の陣の気持ちのある人は、どんなことに遭遇しても、どんな難問に出会っても、事実を素直に受け止めて、その打開策を模索し、頑張ることができます。

私たちは、所詮弱い人間です。困難に出会えば逃げたくなるのが普通です。ですからこそ、逃げ道を自ら断ち、「これしかわが生きる道なし」という気持ちを、何事に対しても持ち続けたいものです。今の自分の運命は、過去の自分の考え方が導いたものなのです。

15 若いうちに精神力を鍛えておこう

将来のことは誰にもわからないもの。いろいろ否定的に考えれば、不安になってくるのも当然です。このドアの向こうには、天使が待っているのか、悪魔が待っているのかは、開けてみなければわかりません。たとえドアの向こうに悪魔が待っていても、その次のドアまでたどりつくぞ、という心構えが大切です。

最悪を受け入れる覚悟さえできていれば、後は目の前の一つひとつの問題に立ち向かっていけばいいのです。「悪いことは絶対に自分には起こらない」と考えることは、とても大切なことです。それは、見たくないものは先送りにして、能天気に生きるということではなく、その根底には「たとえどんなことが起きたとしても、自分は生かされている」という信念があっての考えです。

歳をとるにつれて、健康・若さ・お金、いろいろなものは失って当たり前で、残っているのはありがたいことと感謝する心がけでいたいものです。そのためには、若い元気なうちに我慢すること、耐えることなど、精神力を鍛えておくことが、病気になって気力が失われてきたときにも、前向きに生きることを可能にしてくれます。

16 ギリギリまで耐える強さをもつ

最近は〝癒し〟〝和み〟など、休むことのメリットばかりが、強調されています。確かにストレスの多い時代で、年々生きることは大変になってきていることも事実です。

本来人間は、ラクをしたいものです。それが、休むことを声高らかに謳われると、休むことを正当化してしまい、弱い自分が容易に頭を持ち上げてくるのではないでしょうか。苦しいときに休みたい、逃げ出したい気持ちに打ち勝って、強がって頑張ったり、泣き言や恨み辛みをいいたい気持ちを抑えて耐えることで、人間は鍛えられていくのです。

それを「頑張りすぎるのはよくないよ」「我慢するとストレスになるよ」などという人がいますが、放っておいても安易な方向に流れやすいのが人間です。確かに、ただ耐えることは辛いことですが、そこに夢や希望を混ぜ合わせることで苦労が軽減されます。

辛いこと、厳しい局面に立たされても、簡単に音を上げずにギリギリまで耐えに耐えているうちに、いつの間にかそれが本物の強さになっていきます。いい結果が出ているときには、誰でも自然に正しい考え方ができるものですが、思うような結果が出ていないときにこそ、いかに正しい考え方ができるかどうかで、その人の人生が違ってくるのです。

17 苦しいときは少し先のことを考える

すぐに結果が出ないようなことで悩んでいるときに、早期解決を求めても、苦しみが増すだけです。やるべきことはやっていて、それでも結果が出ないのなら、ある意味仕方のないことです。

努力の方向が間違っているのなら、それを変えていかなくてはいけないのですが、試行錯誤しながら、やれるだけのことはやっているのなら、それはいつかは形になって、戻ってくると信じてすすむことです。その時、今の現実を見ないで、成功したイメージを描き続けることが大切です。

たとえ、やってもやっても結果が出なかったとしても、諦めずにやり続けるしかありません。そして、この手がダメだったら次の手を考えるべきです。これがダメなら、もう打つ手がないと思うから、打ちひしがれてしまうのです。この手がうまくいってほしいけれど、もしダメだったら、また新たなアイデアを考えてやる、と思う気持ちが大切です。

常に、次への対応の心の準備ができていれば、たとえ今やっていることが失敗に終わったとしても、それは自分の中ではすでに受け入れることができているのです。いろいろなアイデアの「点」が、いつの間にか、「線」となっていつかは結果が出てきます。そのためには「点」のアイデアを、たくさんばら撒いておく必要があります。そうすると、悩んで悩んで、もうダメだと思うくらいに、トコトン悩んだときに、今までにない、斬新な考えが湧き出てくるものです。

物事が思うようにすすまないときに、投げやりになったり、運任せにするのではなく、自分なりの原因を探って、手を打ち続けることが大切です。それで、少しうまくいっても安心しないで、「これでもか」「これでもか」という気持ちで、さらにいい手を探しながら、次の手を打ち続けていきます。いったん立ち止まってしまうと、次に歩き始めるのにまた多くのエネルギーが必要ですが、歩いているペースを上げるのには、そんなにエネルギーを必要としません。エンジンは起動するときに、一番エネルギーを消費します。

大切なことは、結果が出るまで悩み抜く覚悟を決めることです。悩んでいるときは、伸びているのです。悩み抜いて身につけたものだけが、自分のものになります。悩んでいる時期を、肯定的に成功へのステップと考えると、おのずと道は開けます。日々、夢に近づいていることをイメージできることが、明日への努力の活力になるのです。

追い詰められて打つ手は、往々にして、どこか一発逆転的な博打のような手になりやすいものです。ですから、理想的には追い詰められる前に、先々まで考えて、打てる手を打っておくことが大切になってきます。

18 今は〝ON THE WAY（道の途中）〟と考える

今の努力が、すぐ結果に結びつくことはまずありません。それは1年後、いや3年後のために今努力をしているのです。早急に明日の結果を求めると、一発逆転しか方法がなくなってしまいます。それを3年後と思えば、コツコツ努力できます。

どんな苦しいときでも、今は〝ON THE WAY（道の途中）〟なのだと考えることが大切です。何でもないときに、今を一生懸命生きることを考え、苦しいとき、行き詰まったときには、未来を考え、〝ON THE WAY TO SUCCESS〟と自分に言い聞かせることです。

そのためには〝必ず成功する〟〝必ず助かる〟〝必ずうまくいく〟と信じることが大切です。無理してでもそう考えることが、道を切り開いてくれるのです。そして、悩んだり迷ったりしているときに、今できることをやってみるのです。どんな小さいことでもいいから、できることからやっていきます。自分にできることは、すべてやったという充実感があれば、後は人知を超えた問題なのですから、運に任せるしかないでしょう。

そうやって、苦労を乗り越えるたびに、不可能と思えることが減ってきて、「成せば成る成さねば成らぬ何事も……」という心境になり、生きていくパワーになります。

19 一発逆転のホームランばかり狙ってもムダ！

味もサービスも二流の店が、たまたま運よくなのか運悪くなのか、マスコミで紹介されたとしても、一度きたお客は、もう二度ときません。理想的には、味やサービスが少しずつでも向上して、お客が増えている頃にマスコミに紹介されれば、それは飛躍的な伸びをするキッカケになるでしょう。

初めからホームランを狙って、穴の多いバッターになるのではなく、バッティングフォームの細かなチェック、タイミングのとり方の研究などをきちんとした結果として、ホームランを打つことができるようになるべきです。

経営で成功する場合も、気持ちのいい挨拶をする、クリニックをきれいにする、品質・技術を上げながら、ＨＰを充実させていくという、地道な積み重ねを経てはじめて、大きな飛躍も期待できるのです。まぐれで短期的な飛躍はできても、持続的な成功を収めるには、きちんとした土台ができていないと無理です。

「コツコツ勝つコツ」という言葉がありますが、経営とは根気よく、身の回りの一つひとつを改善していくこと――平凡な積み重ねが非凡な結果につながってくるのです。

第7章

医院がうまくいかないときの心のコントロール法

1 医院が赤字の時期は心のコントロールが難しい

経営的にはうまくいっている今、改めて振り返ってみますと、開業後の数年間で一番苦しい思いをしたのは、未来に対して明るい展望を抱けなくて、精神的な落ち込みによる心のコントロールが思うようにいかなかったことです。

私の場合、開業後の4年間は完全に赤字で、スタッフも1人雇うのがやっとというギリギリの状態で経営を続けていました。4年間も、鳴かず飛ばずの経営状態が続きますと、経営が黒字になるイメージを抱こうとしても、それは宝くじをたぶん当たらないと思って買うくらい、私にとっては現実的なイメージになりえなかったのです。この苦しい状態が、一生続いてしまうのかなと考えるだけで、毎日が憂鬱で、精神的にも軽い〝うつ〟状態になってしまいました。

短期的な落ち込みでしたら、自己啓発の本を読んだり、信頼する先輩や仲間と話したり、カラ元気を出して乗り越えることも可能です。しかし、これが年単位で続きますと、いくら自分を鼓舞しようとしても、その鼓舞した精神状態を、長い期間維持し続けることはとても難しくなります。

私の尊敬する天風会の故中村天風先生の言葉に「人生は心一つの置き所」というのがあります。人生は自分の考え方ひとつで、幸せにも不幸せにもなるという教えです。赤字の日々は、天風先生の本を読んでは、１日を終えることが精一杯で、先のことは考えないようにしていました。

今、振り返っても、４年間の赤字生活というのは、よく精神的に耐えられたなと思います。若かったこと、独身だったこと、周りの人に支えられたことなど、いろいろな幸運が重なって、どうにか持ちこたえることができたのですが、自分で自分を納得させる言葉を見つけて書き出して、自分に言い聞かせる作業の連続だったように思います。

当時、自分に言い聞かせていた言葉のいくつかをあげてみましょう。

(1)　〝今日から開業〟と思おう

日々一桁の患者数で、一向に増えていく気配のない時期に、「開業して2年経っても1日5人か」と考えると落ち込んでしまいます。それを私は「今日から開業なのに、5人も予約が入っている」と思い、「この5人から増やしていくぞ」と、自分の気持ちをプラスになるように考えていました。

落ち込んだ気持ちで治療するのと、明るい気持ちで治療するのとでは、患者さんに対する印象も違ってきますし、自分の診療に対する疲労度も全然違ってきます。

(2) 健康であるだけでも感謝しよう

長期赤字のストレスからか、1ヵ月間入院生活を送ることになりました。赤字の上に、入院ですから、まさに〝弱り目にたたり目〟です。

しかし、ここで挫けてはすべて終わりですので、退院してからは、とにかく健康に社会生活を送れて、食事も三食自由なものを食べられ、テレビも自由に見られる、ということに感謝するようにしました。

すべてのことは、健康であるから成り立つのであって、この健康であるということを当たり前のことと思わないで、日々感謝しようと思うように心がけました。

(3) 自分は生かされているのだと考え感謝しよう

開業後の長期の赤字にもかかわらず、「もうダメだ!」と思うと、大きい自費がポツンと入ってきたり、恩師の先生が電話してきてくれ、「元気にやっているか? 少しでも自費が入ってくるようなら、大丈夫だから安心しろ!」と励ましの言葉をかけてもらえたりして、何度も折れそうな心を支えてくれました。

そんなことが何度か続くと、私の中で「神様は、このクリニックを存続させたいと考えているから、倒産ギリギリのときに助け船を出してくれるんだ。神様がこのクリニックはたたんで、早く次に向かってやり直したほうがいいと考えていれば、こんな助け船は出さないはずだ」とプラスに解釈するようになりました。

私の経営方法や私の生き方などの、どこかに修正するべき点があるから、神様は私自身がそれに気づくまで、いい結果を与えるのを待っておられるのだと思い、自分のどこが間違っているのか、自分のやり方の何が良くないのかを、早く気づこうと努力し反省に努めました。

「人間は自分だけが不運だと思うから暗くなるのであって、これは不運ではなく、神様に試されていて、その答えに気づけば、いつでもいい結果は用意されている」――このように考えられれば、どんなことにも前向きに頑張れます。

(4)　今は、将来大きく伸びるための下積み時代だと思おう

開業して赤字の期間がいつまでも続きますと、自分に対する自信がなくなってきます。自分はダメな人間じゃないか、一生このままの状態が続くのではないだろうか……など、マイナスなことばかりが頭の中を占領します。

そんな時、やせ我慢でもいいので、今は将来ビッグになるために、精神面を鍛えるための下積み時代なのだと思うことです。パッと出てパッと散るアイドルではなく、冬の下積み時代を乗り越えて、長く生き残る演歌歌手だと思えばいいのです。

私自身、開業後の４年という長い赤字の時代があったからこそ、今の繁栄があると心から思っています。

2 弱気になったときに自分を元気づけるには……

誰でも、いつでも、物事は順調にすすんでほしいと思っていますが、一生を通じて物事が順調にすすむわけがありません。逆に、順調なときほど落とし穴も多く、いい気になっていると、取り返しのつかないことになりがちです。

それは、好調時には、気持ちに緊張感がなく、リスクに対するセンサーが鈍くなっているからです。徐々に危険が忍びよってきていても、気づかないまま、いきなり大きなリスクに遭遇してしまうのです。

逆境時には、これ以上落ちたくないという気持ちが強くなるので、必死になって考え、行動し、現状から抜け出そうと、背水の陣で頑張ります。もう後がない、もう日程的に余裕がないという、まさにお尻に火がつく状況にならないと、凡人はなかなか頑張れないものです。

といって、逆境の時期があまり長すぎると、気分も体力も持ちこたえられなくなりますが、耐えられる範囲の逆境は、大きな飛躍への充電期間といえます。充電後、順調になったときの伸び率というのは、逆境時にどれだけ頑張ったかに比例します。

3 嫌なこと、不幸と思えることが起こったら……

嫌なこと、不幸やトラブルにぶつかったら、逃げたり、避けたりせずに、禅寺に修行に行っていると思うことです。人生では、一つひとつのトラブルや悩みを、自分なりに解決していくことが唯一、絶対の修行方法なのです。

よく経営者といわれる人の中には、座禅を組んで修養している方がいますが、私たちは休みをとってまで、お寺に行くことはできません。普通の人は、お寺に行って、粗食、規則正しい生活、早朝からの掃除、座禅……などをしても、下山すれば日常の自分に戻ってしまいます。そんな修行のための修行をするよりも、実社会での一つひとつの問題に、積極的に立ち向かっていくほうが、よほど自分に自信がもて、底力もついてきます。

今、降りかかっている問題を解決するために、自分の心の中では、禅寺に修行に行っていると思うことです。お寺でしごかれていると思えば、自分は実社会にいて修行できるのだから幸せだと、少々の問題やトラブルに耐えられるのではないでしょうか。

世の中に「良いこと」と「悪いこと」があるのではなく、同じ出来事を「良いこと」と考えられるか、「悪いこと」と考えてしまう人かの違いだけです。

4 思いどおりに物事はすすまない……

物事の大半は、自分の思うようにはならないものです。自分の望むような結果が出るまで、悩み抜くというのは、自分との我慢比べみたいなものでしょう。「もうダメだ」「無理かもしれない」という悪魔の声との、我慢比べです。

人生とは、今、ラクをすれば後が辛くなり、今、頑張れば何年か先にいい思いができるもの。我慢して、今の苦労を選んで、将来いい思いができるほうがいいか、今、ラクをして、辛いこと・嫌なことを先送りにしてしまうかは、その人の考え方次第です。

最近の傾向として、先のことより今の楽しみを選ぶことを、堂々と発言している若い人が多いのは、何か違和感を覚えます。苦労をすることと、人生を楽しむことは、相反することではありません。人生を楽しみたいからこそ、ラクをしてはいけないのです。

大学で、体育会系の運動部に入るのと、同好会の運動部に入るのでは、同好会のほうが楽しいはずです。しかし、やめたら何も残りません。体育会系に属して、レギュラーを目指す、優勝を目指すなど、目標に向かってもがき苦しむからこそ、後から得るものがたくさんあるといえます。目標に向かってもがき苦しんだことが、尊い経験となるのです。

5 過去を振り返らない

お年寄りの方が集まると、必ず昔話をします。それは、これから何かをしようではなく、今までの記憶の中だけで生きているからです。未来に希望のない人は、生きていくのが辛くなります。若手の芸能人が、四畳半で風呂なしの生活をしていても、イキイキとしているのは、売れたら〝あれもしたい、これもしたい〟という夢があるからです。

若いのに過去の自慢話ばかりする人は、年齢に関係なく、気持ちが老いてきているのです。好奇心や冒険心がなくなれば、その人はもう立派なお年寄りなのです。

生きる喜びや幸せは、目標を持って、その目標に向かって邁進しているから、実感できるのです。美味しいものも、初めは幸せを感じさせてくれますが、それはアッという間に当たり前になってきます。出世した瞬間、子どもが生まれた瞬間、ほしかった洋服やクルマを手に入れた瞬間……、それらはごく日常のことになっていきます。

大事なことは、目に見える物を手に入れることではなく、目標や夢をもって、それに向かって苦しみながらも頑張っていくことです。そのためには、過去の思い出にひたらないこと、夢を持ってたえずチャレンジすることが幸せへの絶対条件なのです。

6 失った時間やお金を悔やむまい

たとえば、適齢期の女性が、ある男性と付き合って、1年くらいして、その男性とはどうしても一緒にやっていくことはできないと決断したときに、交際した1年間を否定して、時間をムダに使ってしまったことが悔やまれてきます。適齢期の人にとっては、お金などよりも、時間という貴重なものを浪費してしまったという後悔の念が強くなります。

院長として、新しくスタッフを採用して、教育し、一人前になってくれると期待したとしましょう。結局、戦力にならずに辞めてもらったり、本人自ら退職することになったりすれば、それまでのお金も時間も労力もすべてがムダになり、その人を採用したことや、もっと早く辞めてもらう決断をしなかったことなどを悔やんでしまいます。

夫婦の仲がうまくいっていなくて、離婚が何度も頭をよぎっても、そのつど修復してきたのに、結局、離婚することになったとき、「なぜ、今までにもっと早く決断しておかなかったんだろう」と悔いてしまいます。しかし、早い決断をすれば、後悔しないわけではないのです。早い決断をしても、もう少し我慢していれば、その後うまくいっていたかもしれないと、結論を急ぎすぎたことを後悔するようになってきます。結局、どちらにしても、結果論で物事を判断する人は、うまくいかないことはすべて後悔のタネになります。後悔するかしないかは、その人の考え方によって決まってくるといえます。

何か行動を起こすときに、その先に必ず成功があるという保証は絶対にありません。失敗を避ける唯一の方法は、行動を起こさないことだけなのです。

お金を失ったときに、その過程で得られた知識を授業料ととるか、損した分を生かして二度と失敗しないための教訓にして生かすかで、損したお金は十分に元が取れます。時間に関しても、気持ちの持ち方を変えていくしかありません。

戦争経験者に立派な人が多いのはなぜでしょうか？　時間も命もムダにされてきたのに、なぜ人徳のある人が多いのでしょうか？

そうした人たちは、ムダにした時間を取り戻そうと、その後の人生を大切に生きたり、生きていることへの感謝の気持ちが強かったり、戦争に比べたら、どんなことがあっても幸せだと、自分に言い聞かせているのではないでしょうか。

神様は、一見ムダに思えるような出会いや、経験を与えることによって、正しい価値ある物や考え方を知らせようとしているのではないかと思います。ですから、結果的にムダになってしまったことを、価値ある経験にするかどうかは、あなたの考え方、受け止め方にかかっているのです。たとえ「悪い出来事」でも、どう考えればプラスに「良い出来事」と考えられるかという訓練で、一生が大きく違ってくるのです。

7 医院経営などに壁を感じたとき……

どん底の状態とは、もうこれ以上は落ちない状態。見方を変えれば、落ち込まないで努力していけば、あとは上がる一方という状態にいることです。しかし、じっとして待っていたのでは、たとえ運が味方したとしても、またすぐにダメになる日がくるでしょう。

壁やスランプは、精一杯もがき苦しんで、いつの間にか乗り越えていたというのが理想です。もがき苦しみ、いろいろ悩み、創意工夫したことが、血となり肉となり、その人の生きていく上での自信・実力になってくるのです。自分の力ではなく、目の前の壁が風でたまたま倒れてくれて、その時は乗り越えられても、また同じ壁が立ちはだかれば行き詰まってしまいます。自分に実力がついてさえいれば、同じ壁なら次には比較的簡単に飛び越えられます。

どんな困難に直面したとしても、自分が実力をつけ、さらなる飛躍のために、この壁があるのだと思えばいいのです。どんな壁でも、逃げないで立ち向かっていれば、壁は必ず越えられるし、壁が高いほどそこから得られるご褒美も、いっぱいあります。

成功者とそうでない人の差は、本当に紙一重です。成功者はけっして諦めず、不成功者には粘りがなく、すぐにギブアップしてしまいます。何か壁に突き当たると、体裁のいい理由をつけて自分を擁護し、断念してしまうから成功できないのです。

「こんな時代では、患者が減っていくのは当たり前だ。患者増なんて無理だ、ダメだ、できるわけない、自分は十分頑張った」と、都合のいい結論を出すのではなく、もがき苦しみ、粘りに粘って増患につながるアイデアを生み、現実に患者さんが増えたときに、諦めなかったという自負が、次の困難に出会ったときにも、「多分、大丈夫だ」「今回も答えは必ずある」というプラス思考を生み、「絶対に成功してやる」「負けてなるものか」という粘り強い性格を形成していきます。この自信と粘りが、さらなる成功へと導いてくれるのです。

もし患者さんが増えなかったり、問題が解決しなかったり、諦めそうになったら、それは限界なのではなく、自分の中での知恵が足りないだけです。今の自分にとって不可能な問題でも、他の人には簡単な問題だったりします。もっと悩み、工夫し、いつかこの問題が解けるまで、諦めるのではなく、いったん保留しながらでも知恵をつけていけばいいと考えることです。

今、努力していることは、数年後に花開くのであって、すぐに答えが出なくても努力を続けていくことが、将来、自分を幸せにしてくれます。そうした努力が、壁にぶち当たったときにも、必ず粘り強い自分を作り出し、自分を信じる力を与えてくれます。

8 悩んでいるときの考え方・心の持ち方

《その1》

悩んでいるときは、自分が世の中で一番辛い思いをしていると感じたり、辛いのは自分だけだという考え方になりがちです。

そんな時に、辛くても、悲しくても、恥ずかしくても、どんな状況になろうとも、〝今は最悪の状況じゃない、餓死している人に比べたら、理不尽に家族を殺された人の苦しみに比べたら、自分の悩みは大したことではない〟と考える努力をすれば、少しでも心をラクにしてくれます。そんなことは、一瞬の気休めにしかならないかもしれませんが、悩みを解決するためには、時間という要素が不可欠であり、前向きに時間を過ごすためには、自分だけが不幸の主人公だと考えないようにすることです。

《その2》

後悔したり、もう決まったことを悩んでも仕方ありません。今現在、ＨＰをつくっていなくて、近くの歯科医院に大きく差をつけられたとしても、「今日から開業したと考えて、１日も早くＨＰをつくって、内容を充実させよう！」と考えればいいのです。

好きな人に振られても、「神様は、この人は自分にふさわしくないと判断したんだ。もっといい人がいるってことだ」と考えればいいのです。終わったことを、考えて落ち込むよりは、それによって得たものに感謝していけば、人生は自然と開けてきます。

いろいろな災難・困難を経験してきた人は、次に少々の苦労がきても〝大丈夫、やっていける〟という信念があり、その信念がその人に力を与え、心を早く立ち直らせてくれます。悪い出来事に対しても、プラスの意味をこじつけることをプラス思考というのです。

《その３》

壁にぶち当たったときの心の持ち方は、人によって「もうダメだ」「まあ、どうにかなるか」「なにくそ、負けてたまるか」の三通りでしょう。不幸に思えることに出会っても「これもいい経験になる、チャンスだ」「まあ、仕方ないか」「何でオレだけこんな目に遭うんだろう、ついてないな」の三通りでしょう。

結局、神様は同じ試練を与えても、それをどう受け止めるかで、その人の人生が少しずつ違ってきます。もともと同じように生まれ、同じ環境で育ったとしても、考え方の違いで、長い時間の先には、天と地の差がついてしまいます。本来、出来事自体に意味はないのです。どう受け止めるかに意味が生じるのです。神様は、けっして分け隔てなく、必ず意味のある人をあなたの周りに送り込み、意味のある出来事をあなたに与えているのです。後は、あなたが、その事実をどう受け止めて考え、成長していくかです。

9 長引く苦悩に対する考え方・心の持ち方

この苦しみが一生続くことはないと、頭の中ではわかっていても、終わりが具体的にいつまでなのかがわからないと、不安がいっそう強まります。しかし、誰でも早く結論を出して終わりにしたいと思いますが、そうもいかないケースがほとんどです。

たとえば、親の介護で大変なときに、余命1年といわれれば、1年間全力で介護してあげようと思えますが、このままの状態があと何年続くのだろう、介護している自分の体力とお金は大丈夫だろうかなどと考え出すと、そのエンドレスさに、ますます不安が高まってくるだけです。

後になって考えれば、苦しみの大きさに比例して、喜びも充実感も大きいのですが、苦労の最中には、なかなかそうは思えないのが普通です。

苦労していると感じているときには、まず今考えられる最悪の事態を予測し、それを受け入れる覚悟をし、嫌々でも行動することからスタートします。そして、その状況を受け入れたら「大したことではない」「これなら、楽勝、楽勝」と強がりでもいいので、つぶやくことです。そして、その状況を打破するためには、自分が今、何をするべきかを考え、そのことに全力を尽くすことです。最悪のことを受け入れているのですから、後はどう転んでも感謝するだけなのです。感謝する人間には、必ず運が微笑んでくれます。

事実は一緒なのに、物の見方が違うだけで、幸せにも不幸にもなってしまうのです。

自分にとって嫌なこと、苦しいこと、悲しいことなどは、なるべく考えないようにし、自分にとって楽しいこと、うれしいことを長く考えるように努力するべきです。問題点を見つめているとネガティブになりますが、解決策を見つめられれば、前向きな気持ちになれます。

自分を不幸だと思っているときは、「普通」の基準、「幸せ」の基準をもっと下げるべきです。人は知らない間に、いつの間にか、幸せの基準が高いレベルになっていることが多いようです。何かに対する執着心を手放せば、案外気楽に生きていけるものです。

人が生きていく上で、一番大切なことは「自分は幸せだな～」という感謝の気持ちと、「何があっても生きていける」という心の強さを持つことです。それを得るためには、生きることへの喜びと希望が必要です。喜びがあるから感謝もでき、希望があるからこそ、どんな逆境にも耐えることができるのです。

逆に、喜びのない人間の顔は、不平不満に満ちています。希望のない人間は、周りから見ていても生きた屍のようなものです。努力する人は希望を語り、怠ける人は不満を語るのです。

10 悪い評判がたったら、言い訳せずにじっと耐える

人から誤解され、悪い評判をたてられたときは、むきになって自分を正当化する言い訳をしないこと。言い訳をすればするほど、結局、自分が窮地に追いやられてしまいます。他人は、言い訳をする人間には、言葉尻をとって、文句をいいたくなるものです。

逆に、黙って耐えている人間には、何の反応もないので、面白くないから、何もいわなくなってきます。「煮るなり、焼くなり、好きにしろ」という、開き直った気持ちが大切なのです。状況が芳しくないときは、流れが変わるのをひたすら待つしかありません。時間が経って、こちらの状況がよくなれば、その時に反撃をすればいいのです。悔しさをバネにして、大きく飛躍することが、最大の仕返しになります。

監督との確執があったイチローや野茂のように、周りになんと非難されようとも、それに黙って耐えられる器の人間だけが、大きく成功することができるのです。渦中にいるときは、悔しくて眠れないこともあるでしょうが、その場はじっと耐えて、後に非難した人が擦り寄ってきたときに、仕返ししてやるくらいの気持ちをもてばいいのです。辛いときは悪い現実よりも夢を見ることで、あとは時間が解決してくれます。

11 心配性・取り越し苦労の人は少し図々しさをもつ

人間は誰でも、できることなら苦労や苦痛は避けてとおりたいから、「転ばぬ先の杖」で予防法を考えます。いろいろ起こりうる、マイナスのことを考え、それに備えようとします。しかし、実際には、その心配の十分の一、いや百分の一も、現実のことにはなりません。将来への心配の99％は、取り越し苦労になっていることが多いのです。

「忍耐」「大胆不敵」「油断大敵」の三つをバランスよく使い分け、いざとなったら、たいていの試練には耐えうる自分を信じて、大胆に生きていくことも必要です。石橋を叩きすぎていると、「チャンス」をも逃してしまいかねません。危機を感じられないほど、能天気なのは困り者ですが、必要以上に、心配性の人は「死ぬまでは生きている」「つぶれるまでは院長である」「諦めない限り失敗とはいわない」くらいの図々しさも必要です。コントロール不可能なことにエネルギーを使うのは、時間のムダづかいです。

たとえ状況が芳しくなくても、すべてのことは、いい方向に向かうための道標だから、成功するためには、今、何をすればいいかを考えてベストを尽くすこと。「人生なるようにしかならない。命があればどうにかなるさ」と気楽に考えていくことです。

12 あの時に比べたら、今なんていいほうと考える

幸せって客観的なものではなく、主観的なものだから、現状を辛いと思うか、普通と思うかも、本人の考え方次第です。人間、歳とともに、辛いことでも容易に乗り越えられるのは、同様の辛いこと、それ以上の辛いことを経験してきているから、それらと比較したときに、あの時に比べたら、今のほうがましとプラスに考えていけるからです。

クラブ活動で、理不尽な上下関係や練習に耐えられた人は、社会に出てから理不尽なことに出会っても、当時よりはまだましだと、自分に言い聞かせることができます。

成功する人に、ひどい貧乏を経験した人、以前、大病した人が多いのも、そういう体験が、自分の不幸の基準を低く設定してくれて、たいていのことでは、弱音を吐かずに頑張れるからです。エリートが打たれ弱いのは、そういう挫折や苦労の経験が少ないと、頭ではわかっていても、体がその試練に耐えられないからです。

なるべく多くの試練を経験して強くなっていくことです。それも、できれば、若ければ若い時ほど、苦労は身につきやすいものなのです。まさに、「若い時の苦労は買ってでもやれ」という言葉は至言です。

13 一番難しいのは心のコントロール

経営的に苦しいときに大切なことは「心のコントロール」です。スポーツでも何でも、心が諦めてしまい、「もうダメだ」と思った時点でゲームセット。経営的に苦しいときでも、「頑張っていれば、必ず上向きになる」と信じている人と、「もうダメかもしれない」と考える人とでは、同じような努力をしても、その結果には大きな差が生じます。

宝探しのときに、「この下には必ず宝の山がある」と信じて穴を掘るのと、「ここには宝はないような気がする」と思いながら穴を掘るのとでは、まったく違う結果を生み出します。人間には能力の差もありますが、能力以上に大切なのが気持ちの持ち方です。

何事にもプラス思考で向かい、感謝の気持ちを持ち続けられる人は、いつかは成功できますが、自分の望む結果が伴わないときに、プラス思考と感謝の気持ちを持ち続けることは、口でいうほど簡単なことではありません。結果の出ていない人は、過去にうまくいかなかったイメージが頭の中を占めていて、うまくいったイメージをすることが難しいので、とにかく夢を見続ける努力をしなければなりません。この心のコントロールを自由にできる人だけが、早く成功に近づくことができるのです。

14 悩みやストレスから解放されたい気持ちが行動に駆り立てる

私は元来、怠け者で、なるべくラクをしていたいと考えています。しかし、壁にぶち当たり、行き詰まってしまったときは、そのストレスから早くラクになりたいと考え、本を読み、セミナーに参加し、勉強をします。売上げが思うように上がらないときは、経費を抑える方法を考えたり、売上げを上げる勉強をするチャンスです。何もしないで時間が解決するのを待っていたら、低い売上げに慣れるという解決策に落ち着いてしまいます。

悩みやストレスから早く解放されたいとき、知恵を振り絞り、行動を起こすことで、何かが変わることがあります。知恵を振り絞り、行動を起こすことは、大変労力を要しますから、物事がうまくいっているときには、そのエネルギーが噴出しにくいものです。ですから、悩みやストレスが生じたときは、行動を起こすための多大なエネルギーをもらったチャンスだと思い、勉強したり、医院のシステムなどを変えていけばよいのです。

時間ほど、確実に悩みを解決してくれる薬はないのも事実ですが、時間が経ってしまうと、妥協するという解決策に落ち着く結果になりやすく、本当の解決にはなりません。人生を変えるのは知識ではなく、行動なのです。

●あとがき

本書は、私にとって9冊目の本になりますが、今回のテーマは「頑張っている先生方に勇気とやる気を提供したい」を念頭において執筆いたしました。

私自身、日々生じる問題を解決していくときに、もっとも重要なことは〃考え方〃であると実感しています。そのため、従来の本とくらべると、ノウハウ的なことよりも〃考え方〃の比重が多くなっています。

〃考え方〃にも、頭で考えることと経験を通して心で感じることの二通りありますが、この二つが一致したときに初めて、自分の血となり肉となります。成功している人と接するたびに感じることは、「成功している人は、ノウハウ以上に考え方が周りの人と違っていて、成功すべき考え方をしているから、結果的に成功している」ということです。

同じ出来事に対して、プラスに考える人とマイナスに考える人がいますが、それは持って生まれた人間性というよりは、成功者は正しい考え方ができる訓練を積んでいる、という印象を強く受けます。生まれつきのものならば、なかなか真似できませんが、後天的な訓練で習得されたものならば、誰でも身につけることができるはずです。

本書は、一人でも多くの先生方に「勇気とやる気」を与えることができれば、著者として大変うれしく思います。

本書の内容について、何かを感じられた先生は、無料メールマガジンにおいても情報を発信していますので http://www.1okuden.com/ より「頑張れ院長」のご登録をおすすめいたします。

今の自分は、過去の自分の考え方の結果です。そして、未来の自分はこれからの考え方によって決まってきます。努力する人は希望を語り、怠ける人は不満を語ります。ぜひ希望を語って頑張りましょう。

南青山デンタルクリニック院長

青山　健一

〔著者のプロフィール〕

青山　健一（あおやま　けんいち）

1965年広島県生まれ。広島大学歯学部卒業。1992年東京都港区南青山で歯科医院を開業。法人化，分院設立を経て，売上げが低迷している歯科医院をサポートするために，2005年「売り上げ向上委員会」（有）オクデンを設立し，代表を務める。診療のかたわら，セミナー・出版・コンサルティングなどを通じて，自分自身の低迷期から脱出したノウハウを広く歯科医師に広めようと，精力的に活動している。現役の院長として診療しているため，一般の経営コンサルタントとは一味違った，自らの経験にもとづいた実践的なノウハウの提供には高い評価を得ている。得意分野は，人間の心理学を研究したマーケティングで，講演や文章の内容は，理路整然と筋道がたっていてわかりやすいと評判。「これからの歯科医院における集客は難しくない」と断言している。主な著書は『南青山発：落ちこぼれ歯医者の逆襲』（デンタルダイヤモンド社）『20代社員の使い方にはコツがある！』（明日香出版社）『抜かない矯正の最新知識』（桐書房）『知らなきゃ損する歯の矯正のお話』（冬青社）歯科医院経営実践マニュアル vol.7『誰も思いつかなかった歯科医院経営の秘訣』（クインテッセンス出版）。

〔連絡先〕

売り上げ向上委員会　㈲オクデン　　FAX　03-3401-3106

URL：http://www.1okuden.com　e-mail：aoken@1okuden.com

〔歯科医院経営実践マニュアル〕

開業医として成功するには“成功する常識”がある

2008年9月10日　第1版第1刷発行

著　　者　青山《あおやま》　健一《けんいち》

発 行 人　佐々木一高

発 行 所　クインテッセンス出版株式会社

東京都文京区本郷3丁目2番6号　〒113-0033

クイントハウスビル　電話（03）5842-2270（代　表）

（03）5842-2272（営業部）

（03）5842-2280（編集部）

web page address　http://www.quint-j.co.jp/

印刷・製本　サン美術印刷株式会社

ISBN978-4-7812-0031-6　C3047

定価はカバーに表示してあります